U0388612

蔬菜
速查手册

甘智荣 ◎主编

黑龙江科学技术出版社
HEILONGJIANG SCIENCE AND TECHNOLOGY PRESS

图书在版编目（CIP）数据

蔬菜速查手册 / 甘智荣主编 . -- 哈尔滨：黑龙江
科学技术出版社，2018.6
（厨事速查）
ISBN 978-7-5388-9576-6

Ⅰ . ①蔬… Ⅱ . ①甘… Ⅲ . ①蔬菜－食品营养－手册
Ⅳ . ① R151.3-62

中国版本图书馆 CIP 数据核字 (2018) 第 048591 号

蔬 菜 速 查 手 册

SHUCAI SUCHA SHOUCE

作　　者	甘智荣
项目总监	薛方闻
责任编辑	徐　洋
策　　划	深圳市金版文化发展股份有限公司
封面设计	深圳市金版文化发展股份有限公司
出　　版	黑龙江科学技术出版社
	地址：哈尔滨市南岗区公安街 70-2 号　邮编：150007
	电话：（0451）53642106　传真：（0451）53642143
	网址：www.lkcbs.cn
发　　行	全国新华书店
印　　刷	深圳市雅佳图印刷有限公司
开　　本	685 mm × 920 mm　1/16
印　　张	13
字　　数	180 千字
版　　次	2018 年 6 月第 1 版
印　　次	2018 年 6 月第 1 次印刷
书　　号	ISBN 978-7-5388-9576-6
定　　价	39.80 元

Contents

PART ❶ 了解蔬菜，吃出健康

为什么要每天吃蔬菜 …………………………………… 002
看颜色吃蔬菜 …………………………………………… 004
蔬菜也有四性五味 ……………………………………… 006
不要让蔬菜的营养流失 ………………………………… 008
为自己挑选合适的蔬菜 ………………………………… 009
巧食时令蔬菜，让你越吃越健康 ……………………… 010
食用蔬菜的常见误区 …………………………………… 013

PART ❷ 叶菜类

白菜 ………………… **018**
认识白菜 ………………… 018
白菜的种类 ……………… 020
白菜选购 ………………… 020
白菜储存 ………………… 020
韭菜 ………………… **021**
认识韭菜 ………………… 021
韭菜的种类 ……………… 023
韭菜选购 ………………… 023
韭菜储存 ………………… 023
芹菜 ………………… **024**

认识芹菜 ………………… 024
芹菜的种类 ……………… 026
芹菜选购 ………………… 027
芹菜储存 ………………… 027
芹菜清洗 ………………… 027
芹菜切法 ………………… 028
生菜 ………………… **030**
认识生菜 ………………… 030
生菜的种类 ……………… 032
生菜选购 ………………… 032
生菜储存 ………………… 032

生菜清洗…………… 033

生菜切法…………… 034

菠菜………………… 036

认识菠菜…………… 036

菠菜的种类………… 038

菠菜选购…………… 038

菠菜储存…………… 038

菠菜清洗…………… 039

葱…………………… 040

认识葱……………… 040

葱的种类…………… 042

葱选购……………… 043

葱储存……………… 043

葱清洗……………… 043

葱切法……………… 044

PART ❸ 瓜果类

辣椒………………… 048

认识辣椒…………… 048

辣椒的品种………… 050

辣椒选购…………… 051

辣椒储存…………… 051

辣椒清洗…………… 051

辣椒切法…………… 052

冬瓜………………… 054

认识冬瓜…………… 054

冬瓜的种类………… 056

冬瓜选购…………… 056

冬瓜储存…………… 056

冬瓜清洗…………… 057

冬瓜切法…………… 057

南瓜………………… 058

认识南瓜…………… 058

南瓜的种类………… 060

南瓜选购…………… 061

南瓜储存…………… 061

南瓜清洗…………… 062

南瓜切法…………… 062

苦瓜………………… 064

认识苦瓜…………… 064

苦瓜的种类………… 066

苦瓜选购…………… 066

苦瓜储存…………… 066

苦瓜清洗…………… 067

苦瓜切法…………… 068

丝瓜………………… 070

认识丝瓜…………… 070

丝瓜的种类………… 072

丝瓜选购…………… 072

丝瓜储存…………… 072

丝瓜清洗…………… 073

丝瓜切法…………… 073

西红柿……………… 074

认识西红柿………… 074

西红柿的种类……… 076

西红柿选购………… 077

西红柿储存………… 077

西红柿清洗………… 078

西红柿切法 ············ 078
茄子 ·················· **080**
认识茄子 ·············· 080
茄子的种类 ············ 082
茄子选购 ·············· 082
茄子储存 ·············· 082
茄子清洗 ·············· 083
茄子切法 ·············· 084
黄瓜 ·················· **086**
认识黄瓜 ·············· 086
黄瓜的种类 ············ 088
黄瓜选购 ·············· 090
黄瓜储存 ·············· 090
黄瓜清洗 ·············· 090
黄瓜切法 ·············· 091

胡萝卜储存 ············ 102
红薯 ·················· **103**
认识红薯 ·············· 103
红薯的种类 ············ 105
红薯储存 ·············· 105
红薯选购 ·············· 105
洋葱 ·················· **106**
认识洋葱 ·············· 106
洋葱的种类 ············ 108
洋葱选购 ·············· 109
洋葱储存 ·············· 109
洋葱清洗 ·············· 109
洋葱切法 ·············· 110
莴笋 ·················· **112**
认识莴笋 ·············· 112
莴笋的种类 ············ 114
莴笋选购 ·············· 115
莴笋储存 ·············· 115
莴笋清洗 ·············· 115
莴笋切法 ·············· 116

PART ❹ 根茎类

萝卜 ·················· **094**
认识萝卜 ·············· 094
萝卜的种类 ············ 096
萝卜选购 ·············· 097
萝卜储存 ·············· 097
萝卜清洗 ·············· 097
萝卜切法 ·············· 098
胡萝卜 ················ **100**
认识胡萝卜 ············ 100
胡萝卜的种类 ·········· 102
胡萝卜选购 ············ 102

土豆 ·················· **118**
认识土豆 ·············· 118
土豆的种类 ············ 120
土豆选购 ·············· 121
土豆储存 ·············· 121
土豆清洗 ·············· 121
土豆切法 ·············· 122
凉薯 ·················· **124**
认识凉薯 ·············· 124
凉薯的种类 ············ 126

凉薯选购……………… 126
凉薯储存……………… 126
芦笋……………………**127**
认识芦笋……………… 127
芦笋的种类…………… 129
芦笋选购……………… 129
芦笋储存……………… 129
竹笋……………………**130**
认识竹笋……………… 130
竹笋的种类…………… 132
竹笋选购……………… 133
竹笋储存……………… 133
竹笋清洗……………… 133
竹笋切法……………… 134
莲藕……………………**136**
认识莲藕……………… 136
莲藕的种类…………… 138
莲藕选购……………… 139
莲藕储存……………… 139
莲藕清洗……………… 139
莲藕切法……………… 140

PART **5** 花菜与豆类

花菜……………………**144**
认识花菜……………… 144
花菜的种类…………… 146
花菜选购……………… 146
花菜储存……………… 146

花菜清洗……………… 147
花菜切法……………… 147
芥蓝……………………**148**
认识芥蓝……………… 148
芥蓝的种类…………… 150
芥蓝选购……………… 150
芥蓝储存……………… 150
黄花菜…………………**151**
认识黄花菜…………… 151
黄花菜的种类………… 153
黄花菜选购…………… 153
黄花菜储存…………… 153
毛豆……………………**154**
认识毛豆……………… 154
毛豆的种类…………… 156
毛豆选购……………… 156
毛豆储存……………… 156
豇豆……………………**157**
认识豇豆……………… 157
豇豆的种类…………… 159
豇豆选购……………… 159
豇豆储存……………… 159
豌豆……………………**160**
认识豌豆……………… 160
豌豆的种类…………… 162
豌豆选购……………… 162
豌豆储存……………… 162
四季豆…………………**163**
认识四季豆…………… 163
四季豆的种类………… 165

四季豆选购 ············· 165
四季豆储存 ············· 165
刀豆 ················ **166**
认识刀豆 ················ 166
豆芽 ················ **168**
认识豆芽 ················ 168
豆芽的种类 ············· 170
豆芽选购 ················ 170
豆芽储存 ················ 170
芸豆 ················ **171**
认识芸豆 ················ 171
芸豆的种类 ············· 173
芸豆选购 ················ 173
芸豆储存 ················ 173

香菇的种类 ············· 184
香菇选购 ················ 184
香菇储存 ················ 184
香菇清洗 ················ 185
香菇切法 ················ 185
金针菇 ·············· **188**
认识金针菇 ············· 188
金针菇的种类 ·········· 190
金针菇选购 ············· 190
金针菇储存 ············· 190
猴头菇 ·············· **191**
认识猴头菇 ············· 191
猴头菇的种类 ·········· 193
猴头菇选购 ············· 193
猴头菇储存 ············· 193
平菇 ················ **194**
认识平菇 ················ 194
平菇的种类 ············· 196
平菇选购 ················ 197
平菇储存 ················ 197
平菇清洗 ················ 197
平菇切法 ················ 198
白灵菇 ·············· **199**
认识白灵菇 ············· 199
白灵菇选购 ············· 200
白灵菇储存 ············· 200

PART ❻ 菌菇类

黑木耳 ·············· **176**
认识黑木耳 ············· 176
黑木耳的种类 ·········· 178
黑木耳选购 ············· 178
黑木耳储存 ············· 178
草菇 ················ **179**
认识草菇 ················ 179
草菇的种类 ············· 181
草菇选购 ················ 181
草菇储存 ················ 181
香菇 ················ **182**
认识香菇 ················ 182

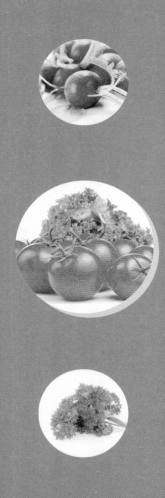

PART 1

了 解 蔬 菜 ， 吃 出 健 康

近年来，多吃蔬菜的健康理念渐渐深入人心。但是，对于蔬菜，很多人还不是很了解。比如，为什么每天要吃蔬菜，什么样的人适合多吃什么样的蔬菜，食用蔬菜有哪些常见的误区等，这些问题相信很多人都答不上来。现在，我们一起来了解蔬菜的知识吧。

为什么要每天吃蔬菜

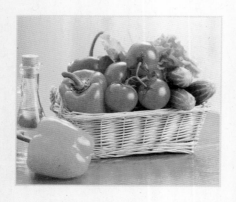

爱斯基摩人吃不到青菜，常年吃肉，平均寿命37岁。而长寿地区的人，一般多食蔬菜和水果。肉类消耗多的地区，心脏病、癌症发病率也高。可以说，蔬菜与我们的健康、寿命息息相关。

"三天不吃青，眼睛冒金星"，意指几天不吃蔬菜，身体便觉不适。当人体出现酸碱失调，需要碱性食物的时候，便会有想吃蔬菜的欲望，这就是民谚所指示的实质了。

蔬菜的营养不容忽视

蔬菜的营养不可低估。众所周知，蔬菜可提供人体所必需的多种维生素和矿物质。据1990年国际粮农组织统计发现，九成人体必需的维生素C、六成人体必需的维生素A都来自蔬菜，可见蔬菜对人类健康的贡献之大。此外，蔬菜中还有多种多样的植物化学物质，是人们公认的对健康有效的成分，如类胡萝卜素、二丙烯化合物、甲基硫化合物等。

据估计，目前世界上有20多亿或更多的人因受到环境污染的影响而引起多种疾病，如何解决因环境污染产生大量氧自由基的问题，日益受到人们关注。解决的有效办法之一，是在食物中增加抗氧化剂，协同机体排除有破坏性的活性氧、活性氮。研究发现，蔬菜中有许多维生素、矿物微量元素及相关的植物化学物质、酶等，这些都是有效的抗氧化剂，所以蔬菜不仅是低糖、低盐、低脂的健康食物，同时还能有效地减轻环境污染对人体的损害。蔬菜还具备对多种疾病的预防作用。

吃蔬菜的四大好处

蔬菜营养丰富，是餐桌上必不可少的食物，这是大家都知道的。但蔬菜中具体有哪些营养成分对人体的健康有益，大概很多人会被这个问题难住。下面就给大家具体介绍吃蔬菜的四大好处：

①蔬菜富含纤维素，多吃蔬菜可以加强身体的代谢功能，达到控制体重的目的。

②蔬菜富含维生素，是少年儿童生长发育所需营养素的重要来源。

③蔬菜中的膳食纤维能增加咀嚼次数，增强饱足感，从而减少热量的摄取。

④蔬菜多为碱性食品，适当食用能中和胃酸，调节人体血液中酸碱值的平衡。

健康无毒吃蔬菜

蔬菜是家庭日常饮食中必不可少的食物，由于一些蔬菜本身就含有一定的毒素，或者在生长过程中施了大量的化肥、农药，因此市场上的大部分蔬菜都或多或少地带有毒素，烹饪前就需要去毒。

基本上虫子都很喜欢吃带叶的蔬菜，像小白菜、油麦菜、萝卜叶等，这些菜的叶子很对虫子的胃口，所以农药残留相对其他蔬菜肯定会多。也有一些人认为，只要叶子上面带有虫洞，使用的农药肯定会少些，也就比较安全。其实，随着农药的大量推广使用，害虫的抗药性也越来越强，有些农药根本阻止不了虫子了，因此就算对有虫洞的蔬菜，也不能掉以轻心。

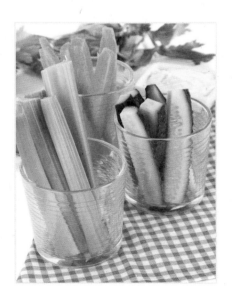

蔬菜的菜梗和菜蒂是农药最多的部位，专家指出，像油菜、大白菜靠近根部的菜梗，甜椒、尖椒柄连着的凹陷部位，农药残留都比其他部位多，吃的时候最好切掉。

看颜色吃蔬菜

　　人们发现，蔬菜营养价值的高低与蔬菜本身的颜色存在密切的联系，简单来说就是，颜色越深，营养价值越高，从高到低依次为：黑色、紫色、绿色、红色、黄色、白色。因此，在蔬菜的选择上，五颜六色搭配在一起吃可以增强人的食欲，而且营养更丰富、更均衡。

黑色蔬菜养胃

　　黑色蔬菜有黑茄子、黑香菇、黑木耳等。

　　黑色蔬菜能刺激人的内分泌和造血系统，促进唾液的分泌，有益肠胃，进而促进消化。例如，黑木耳就具有帮助消化食物纤维类物质的特殊功能，还可使头发乌亮、牙齿不脱。此外，它还含有一种能抗肿瘤的活性物质，可防治食管癌、肠癌、骨癌。

紫色蔬菜抗氧化

　　紫色为主的蔬菜有紫茄子、紫洋葱、紫扁豆、紫山药、紫甘蓝等。

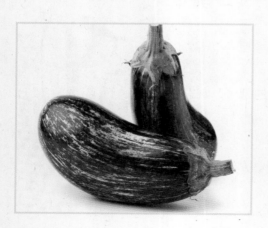

　　这类蔬菜富含维生素P，其胡萝卜素含量少于绿色蔬菜，但多于白色蔬菜。紫色蔬菜中含有很特别的一种物质——花青素。花青素除了具备很强的抗氧化、预防高血压、减少肝功能障碍等作用之外，其改善视力、预防眼部疲劳等功效也被很多人所认同。对女性来说，花青素是防衰老的好帮手。

绿色蔬菜养肝

常见的绿色蔬菜有芹菜、菠菜、豌豆、黄瓜、豆角、白菜、西蓝花等。

绿色食品具有舒肝强肝的功能，是良好的"人体排毒剂"。这些蔬菜对高血压及失眠者有一定的镇静作用，并有益肝脏，具有降低血液黏稠度、降低血压、保护血管以及增强免疫力的功能。绿色蔬菜还含有柠檬黄酸，能阻止糖类变成脂肪。

红色蔬菜养心

常见的红色蔬菜有红辣椒、红薯、胡萝卜等。

红色食物具有极强的抗氧化性，它们富含番茄红素、单宁酸等，可以保护细胞，具有抗炎作用。红色食物进入人体后可入心、入血，大多具有益气补血和促进血液、淋巴液生成的作用，从而增强免疫力，为预防疾病提供保证。

黄色蔬菜养脾

黄色蔬菜包括韭黄、南瓜、金针菜、黄心番薯、黄豆芽等。

以黄色为基础的食物可提供优质蛋白、脂肪、维生素和微量元素等，常食对脾胃大有裨益。此外，黄色食物中维生素A、维生素D的含量均比较高。维生素A能保护肠、呼吸道黏膜。黄色蔬菜还富含维生素E，维生素E能减少皮肤色斑、延缓衰老。此外，黄色蔬菜中富含的B族维生素，能调节上皮细胞的分裂和再生。

白色蔬菜养肺

常见的白色蔬菜有莲藕、白萝卜、竹笋、花菜、冬瓜、洋葱、大蒜等。

大多数白色食物，蛋白质含量都比较高，经常食用既能消除身体的疲劳，又可促进病体的康复。食用白色蔬菜能起到缓解情绪、调节血压和强化心肌的作用，其中尤以白萝卜益处最多。

所以，为了满足人体对多种营养素的需要，在选购蔬菜的时候，要尽量做到蔬菜品种多样化。

蔬菜也有四性五味

我国古代就有"药食同源"之说，许多食物即药物，它们之间并无绝对的分界线。古代医学家将中药的"四性""五味"理论运用到食物之中，认为每种蔬菜也具有"四性""五味"。了解食物的属性，再针对自己的体质食用，对身体大有裨益。

蔬菜的"四性"

"四性"即寒、凉、温、热四种属性。中医将食物分成四性，是指人体吃完食物后的身体反应。如吃完之后身体有发热的感觉为温热性，如吃完之后有清凉的感觉则为寒凉性。

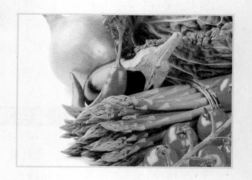

四性	功效	适应体质	主要蔬菜
寒	清热降火、解暑除燥，能消除或减轻热症	温热性，如容易口渴、怕热、喜欢冷饮或寒性病症者	芹菜、空心菜、大白菜
凉			冬瓜、白萝卜、莴笋
温	可抵御寒冷、温中补虚，消除或减轻寒症	寒凉，如怕冷、手脚冰凉、喜热饮的人或热性病症者	生姜、韭菜、蒜、香菜、葱
热			辣椒

蔬菜的"五味"

蔬菜的"五味"是指酸、苦、甘、辛、咸，对应人体的五脏，即肝、心、脾、肺、肾。不论是食物本身的味道，还是作料，都会对五脏起不同作用。五味食物虽各有好处，但食用过多或不当也有负面影响，要依据不同体质来食用。如辛味食得太多，体质本属燥热的人便会发生咽喉痛、长暗疮等情形。

五味	功效	对应器官	禁忌	主要蔬菜
苦	降火除烦，清热解毒	心	胃病者宜少食，不易消化	苦瓜、芥兰
甘	健脾生肌，补虚强壮	脾	糖尿病患少食或不食	玉米、甘红薯
辛	补气活血，能促进新陈代谢	肺	多食伤津液火气	姜、葱、辣椒
酸	生津养阴，收敛	肝	多食易伤筋骨	豆类、种子类
咸	通便补肾	肾	多食会造成血压升高	海带、紫菜

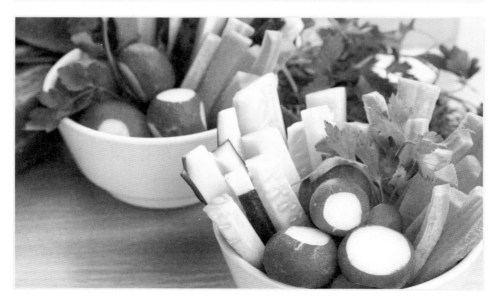

不要让蔬菜的营养流失

吃蔬菜是为了吸收里面的营养，但是，蔬菜在加工、烹调过程中，由于方法不当往往会造成大量的营养损失。那么怎么做才能最大限度地保留蔬菜中的营养呢？

蔬菜买回家不要马上整理

人们往往习惯于把蔬菜买回来以后马上就进行整理。然而，圆白菜的外叶、莴笋的嫩叶、毛豆的荚都是"活"的，它们的营养物质仍然在向食用部分如叶球、笋肉、豆粒流动，因此暂时保留外叶、嫩叶、豆荚有利于保存蔬菜的营养物质。

不要"先切后洗"

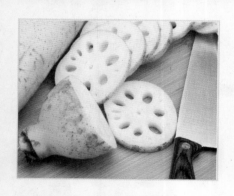

对许多蔬菜，人们习惯于先切后清洗。这种做法加速了营养素的氧化和可溶物质的流失，使蔬菜的营养价值降低了。

正确的做法是：把叶片剥下来清洗干净后，再用刀切成片、丝或块，随即下锅。至于花菜，只要洗净后用手将一个个绒球肉质花梗团掰开即可，不必用刀切。

炒菜时要旺火快炒

炒菜时最好将油温控制在200℃以下，这样的油温，当蔬菜放入油锅时无爆炸声，避免了因脂肪变性而降低蔬菜的营养价值，甚至产生有害物质。蔬菜"旺火快炒"营养素损失比炸要少，在油炸食物时，维生素B_1损失60%，维生素B_2损失90%以上，特别是油温高达355℃时，更易发生脂肪变性，产生有毒物质。

为自己挑选合适的蔬菜

各种蔬菜所含的营养素不同，而每个人的身体状况又是千差万别的。因此，为了自己的身体健康或防治某些疾病，有必要做合理的选择。

青少年

多吃西红柿、胡萝卜、土豆、芸豆和豌豆等蔬菜，因为它们富含维生素C、胡萝卜素、糖类和蛋白质等，青少年多吃这些蔬菜有利于促进生长发育。

老年人

应该多吃些茄子、西红柿、洋葱。因茄子中含有较多的维生素P，可以起到柔和血管壁、增加毛细血管弹性的作用，可防治老年人多发的高血压和脑出血。西红柿中含有保护血管的维生素C和多种微量元素。洋葱有明显的降血脂和增强血管活性的作用，可防治老年人多发的动脉粥样硬化和心肌梗死。

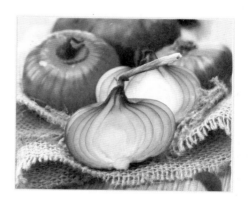

孕妇及哺乳期妇女

应多吃西红柿、胡萝卜、苋菜、油菜、豌豆、土豆、黄瓜、冬瓜等蔬菜，以保证获取较多的β胡萝卜素、维生素C、钙和其他矿物质。蛋白质及糖类可维持胎儿的正常发育，促进乳汁分泌。尤其是苋菜和黄瓜还有防治便秘的功效。

巧食时令蔬菜，让你越吃越健康

　　蔬菜的种类广泛，各种蔬菜生长季节各不相同，使得其属性也各不相同。中医的基本养生之道即顺应自然界变化，以避免生出百病。一年分四季，我们常听说"春生，夏长，秋收，冬藏"，就是要我们顺应各季的养生规律，巧食时令蔬菜，使食补胜过药补。

春季

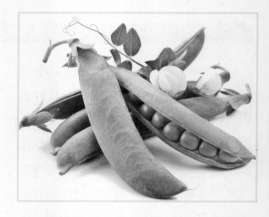

　　春天体内的肝胆经脉活跃，相对地就会影响到脾胃的消化吸收功能，因此饮食上应以清淡为主。"省酸增甘，以养脾气"，意思就是春天应少吃酸味的东西，多吃甘味的食物，这样就可补养人体的脾胃之气，使胃肠系统更健康。既然是肝胆经络活跃期，必然不能食用温热的补品，以免加重身体内热而损伤人体正气。

　　最常见的春天养生蔬菜有韭菜、菠菜、洋葱、木瓜、香椿、春笋、马兰头、芹菜、莴苣、荠菜、油菜、瓠瓜、花菜、甜豆、豌豆等。

夏季

　　夏天是一年里阳气最盛的季节，对人来说，也是新陈代谢旺盛的时期。人体阳气外发，伏阴在内，格外容易因为避暑而过分贪凉，从而伤害了体内的阳气。加上五月梅雨季节，湿气渐重，此时个人体质如果不佳，便会出现伤津耗气、疲劳身倦的"伤暑"症状。伤暑时会感觉身体热热的，但不一定会有实际发热、体温上升的情况，还可能伴有口干唇燥、烦渴欲饮、大便干结、心烦闷乱等症状。
如没有好好调理，一旦身体的代偿功
能无法负荷，就会耗伤人体的元气。
当"伤津"转变成"伤气"时，人体
就会出现身体疲劳、四肢无力、呼吸
不顺畅，甚至连讲话都有气无力的
现象。

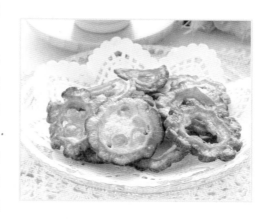

　　由此可见，夏天的养生蔬菜要着
重于清热利湿的功效。而水分充足的
蔬菜，其甘寒之性可清暑解热，蔬菜
的水分可补充在夏天从汗液中流失的水分。所以夏天要多吃含水量多的瓜类蔬
菜、清热去湿的凉性蔬菜、解火败毒的苦味蔬菜。

秋季

　　秋季的特色就是有"燥气"，称之为"秋燥"。尤其是夏秋之交，人体多个
组织均感水分不足，如受风凉，易引起头痛、流泪、咽干、鼻塞、咳嗽、胃痛、
关节痛。中医认为这些"燥症"的形成，主要是由于个人平时的身体虚弱、津液
不足，加之人在这种气候转变的时候
喜欢吃些温补的食品或煎炸类食物，
结果引起火气上升而出现这些症状。
《饮膳正要》说，"秋季燥，宜食麻
以润其燥"，"麻"指的是芝麻，当
然，实际养生中不局限于吃芝麻，还
有很多其他润肺生津、养阴润燥的食
品。适合秋季养生的蔬菜以"少辛增
酸"为主，即少吃些辛辣食品，如
葱、姜、蒜、辣椒、胡椒等，因为辛

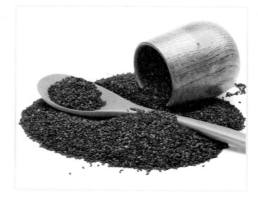

味会加盛肺气，从而破坏肝脏功能。而多食酸味有入肝、保肝的效果，可抵御过盛肺气的侵入。

适宜秋天食用的蔬菜有秋葵、菱角、莲藕、辣椒、栗子、冬瓜、四季豆、豇豆、扁豆、番薯叶、山药、白菜。

冬季

冬天里要养藏人体的阳气，基于中医"天人相应"的道理，在此阳气较衰弱的时候，就必须保养、收养体内阳气，以滋补肾气为主。

在日常生活的调养中，滋补身体的食品大体可分为滋阴和补养两大类。"补"又有药补和食补两种，食补要比药补重要得多。冬令进补多为肉类，进补过多，往往会诱发许多疾病，如伤食、食积等。而很多蔬果不仅有滋阴补阳的作用，还有助于在大鱼大肉后的肠胃清理，可见蔬菜是何其重要的食材。

说到冬季的蔬菜，大家肯定想到了萝卜，俗话说"冬吃萝卜夏吃姜，不劳医生开药方"，除萝卜外，冬季还适宜食用姜、山药、圆白菜、白菜、洋葱等。

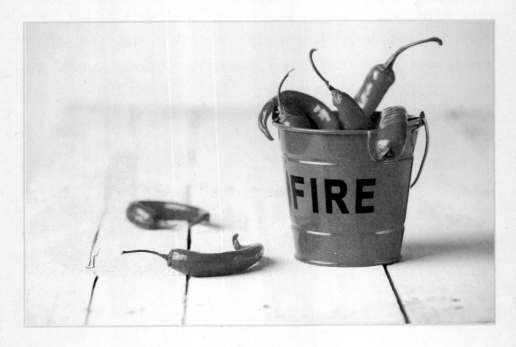

食用蔬菜的常见误区

专家建议，每人每天要吃500克的新鲜蔬菜。多吃新鲜蔬菜好，这谁都知道，可并不是吃了新鲜蔬菜就可以达到补充营养的要求。问题的症结在于，人们烹饪、食用蔬菜的时候，总是存在一些误区，会导致事倍功半。那么，你走出这些误区了吗？

误区一：久存蔬菜

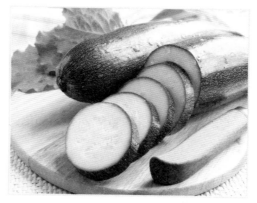

上班族通常喜欢一周做一次大采购，把采购回来的蔬菜存在家里慢慢吃。这样虽然节省时间、方便，但是要知道，蔬菜放置一天，就会损失大量的营养素。例如菠菜，在通常状况下（20℃）放置一天，维生素C损失就高达84%。因此，应该尽量减少蔬菜的储藏时间。如果很有储藏的必要，也应该选择干燥、通风、避光的地方。

误区二：丢掉含营养最多的部分

人们一些习惯性的蔬菜加工方式，也影响了蔬菜中营养素的含量。例如，有人为了吃豆芽的芽而将豆瓣丢掉，殊不知，豆瓣的维生素C含量比芽根多2~3倍。

误区三：挤菜汁

在做菜馄饨、包子的馅心时，需把蔬菜斩细，这时会有大量的汁水流出。有的人为了保证包子成型或包馅的方便，把汁水挤掉，这样一来就把菜中70%的维生素和矿物质丢弃了。正确的方法是将蔬菜与香干、香菇、肉等一起剁切、搅拌，让蔬菜的汁水渗到其他馅料中去。

误区四：生吃蔬菜不讲究

现在蔬菜的污染多来自农药或霉菌，进食蔬菜发生农药中毒的事时有发生。蔬菜亦是霉菌的寄生体，霉菌大都不溶于水，甚至有的在沸水中也安然无恙，它们能进入蔬菜的表面几毫米深。因此，食蔬菜必须用清水多洗多泡，去皮，多丢掉一些老黄腐叶，切勿吝惜，特别是生吃时更应该如此，不然就会给我们的身体健康带来危害。

误区五：吃半生菜

许多人爱吃半生四季豆，而半生四季豆含皂素，不煮去皂素会引起腹泻。

误区六：小火炒菜

维生素C、维生素B₁都怕热、怕煮。据测定，大火快炒的菜，维生素C损失仅17%，若炒后再焖，菜里的维生素C将损失59%。所以炒菜要用旺火，这样炒出来的菜，不仅色美味好，而且菜里的营养损失也少。烧菜时加少许醋，也有利于维生素的保存。

误区七：烧煮时间太长

有些朋友担心菜烧不熟，刻意延长烧煮时间，这是错误的做法。蔬菜中的维生素C遇热易氧化分解，在大火快炒或加盖短时间加热时其损失量较少。据研究表明，如果烧上10分钟，菜的维生素C会减少60%甚至更多。

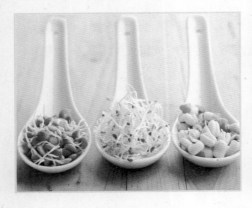 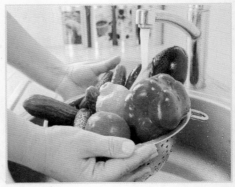

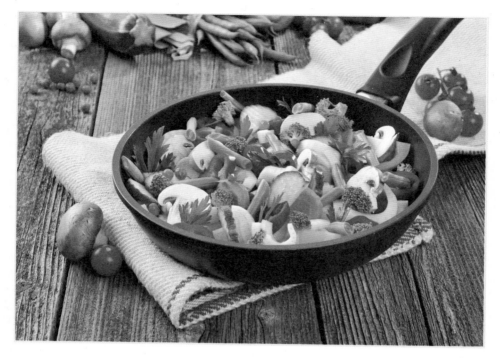

误区八：菜做好了不马上吃

有人为节省时间，喜欢提前把菜烧好，然后在锅里温着等人来齐再吃，或者下顿热着吃。其实，蔬菜中的维生素B_1在烧好后温热的过程中可损失25%。烧好的白菜若温热15分钟，损失的维生素C达20%，保温30分钟会再损失10%，若长到1小时，就会再损失20%。假如青菜中的维生素C在烹调过程中损失20%，溶解在菜汤中损失25%，如果再在火上温热15分钟损失20%，就共计65%，那么我们从青菜中得到的维生素C就所剩不多了。

误区九：吃菜不喝汤

许多人爱吃青菜却不爱喝菜汤，事实上，烧菜时，大部分维生素溶解在了菜汤里。以维生素C为例，小白菜炒好后，维生素C会有70%溶解在菜汤里。

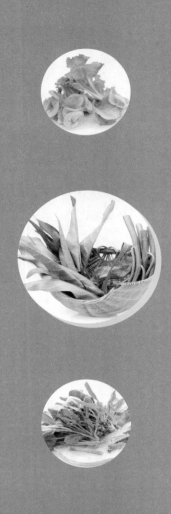

PART 2

叶 菜 类

叶菜类是指以肥嫩菜叶、叶柄作为食用部分的蔬菜。这类蔬菜生长期短，适应性强，是矿物质和维生素的重要来源。在这类蔬菜中，以绿色叶菜为代表，含有较多的钙、磷、钾、镁、铁、铜、锰等，且其钙、磷、铁更易被人体吸收利用，从而成为人体钙和铁的一个重要来源。

白菜

Chinese cabbage

● 食用量 ●
每次约100克

盛产季节

1 月	2 月	3 月	4 月	5 月	6 月	7 月	8 月	9 月	10 月	11 月	12 月
				秋、冬季							

『别名』
黄芽菜、菘菜
胶菜、绍菜

『性味归经』
性平，味甘，
归肠、胃经

『白菜简介』 白菜营养丰富，柔嫩适口，品质佳，耐贮存。白菜是市场上最常见的、最主要的蔬菜种类，因此有"菜中之王"的美称。

『营养成分』 含水分，蛋白质，脂肪，多种维生素，粗纤维，以及钙、磷、铁、锌等矿物质。

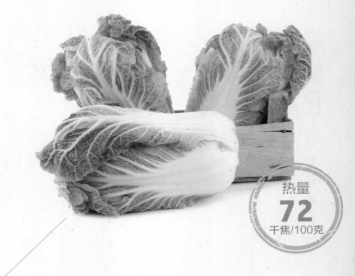

热量
72
千焦/100克

认识白菜

食材功效

❶白菜的营养元素能够增强机体免疫力，有预防感冒及消除疲劳的功效。

❷白菜中的钾能将盐分排出体外，有利尿作用。

❸炖煮后的白菜有助于消化，可通利肠胃。

❹白菜中含有丰富的维生素C、维生素E，多吃白菜，可以起到很好的护肤和养颜效果。

适合人群

一般人群均可食用，但白菜性偏寒凉，胃寒腹痛的人不能多吃。

烹饪指南

❶切白菜时，宜顺丝切，这样易熟。

❷白菜在沸水中焯烫的时间不可过长，最佳的时间为20～30秒，否则烫得太软、太烂不好吃。炒白菜之前可以先将其放入沸水里煮2～3分钟，捞出沥去水，可去除白菜的苦味。

❸炒白菜的时候，在油里加少许盐，再大火快炒，能保持白菜的鲜嫩。

❹煮白菜汤时，在锅里放点面包屑，加点醋，可去除白菜的苦涩味。

美味菜肴

『鲜虾炒白菜』

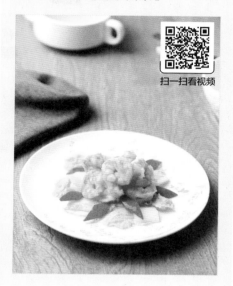

扫一扫看视频

实用小偏方

❶白菜切丝，与白糖一起，加两大碗水煮开2分钟后，趁热喝水发汗，可治食物中毒，汗出即毒出。

❷把白菜研成糊状敷在患处，可缓解莫名的肿痛。

❸白菜帮研成泥状，敷患处可治烫伤。

❹将白菜帮洗净，切成细丝，加些食醋、白糖，拌匀后腌渍10分钟食用，清凉、酸甜又解酒。

❺便秘者可取白菜帮洗净，切成薄片，加少许油炒至八成熟，然后将酱油、白糖、醋和淀粉调成汁，放入白菜拌匀后食用，对便秘者很有好处。

白菜的种类

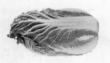

◎阳春大白菜
从韩国引进的阳春大白菜，叶质柔嫩、味美。是大白菜中含钾成分最多的品种。

◎矮脚奶白菜
叶片近圆形，深绿色，有光泽，叶面皱。叶柄肥短，匙羹形，奶白色，肉厚。

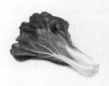

◎高脚奶白菜
有绿色和浅绿色叶多种，叶柄长，较窄，为奶白色。

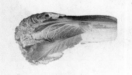

◎天津大白菜
有青麻叶、白麻叶、青梢白等品种，菜质细嫩，口感好，尤以青麻叶为上品，其叶色鲜绿，梗薄水分少，菜质脆嫩。

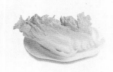

◎娃娃菜
又称微型大白菜，是从日本（一说韩国）引进的一款蔬菜新品种。外形类似大白菜的"仿真微缩版"，因此被称为娃娃菜。

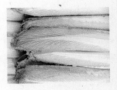

◎玉田包尖白菜
因其菜叶薄、包心紧、呈圆锥状而得名，以耐贮藏、产量高、不抽苔、叶色深绿、叶脉细密、味甜嫩脆而闻名全国。

白菜选购

❶观外形：选购白菜的时候，要看根部切口是否新鲜水嫩。

❷看颜色：颜色翠绿色最好，越黄、越白则越老。

❸掂重量：整棵购买时要选择卷叶坚实的，同样大小的应选重量更重的。

白菜储存

❶通风储存法：温度在0℃以上，可在白菜叶上套上塑料袋，口不用扎，根朝下竖着放即可。

❷码堆储存法：晾晒3～5天，白菜叶失去水分发蔫时，再撕去黄叶，按菜头向外、菜叶向里的方式堆码。

韭菜

Chinese chives

● 食用量 ●
每次约50克

盛产季节

1 月	2 月	3 月	4 月	5 月	6 月	7 月	8 月	9 月	10 月	11 月	12 月
			冬季至次年春季								

『别名』
壮阳草、赶阳草
起阳草、长生草

『性味归经』
性温，味甘、辛，
归肝、肾经

『韭菜简介』 韭菜属百合科植物韭的叶，多年生宿根蔬菜，以种子和叶等入药。原产东亚，我国栽培历史悠久，分布广泛。

『营养成分』 含有丰富的水分，铁、钾，维生素A、维生素C，粗纤维等成分。

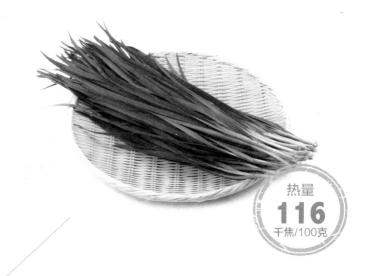

热量
116
千焦/100克

认识韭菜

食材功效

❶韭菜含有大量维生素和粗纤维，能增进胃肠蠕动，辅助治疗便秘，预防肠癌。

❷韭菜的辛辣气味有散瘀活血、行气导滞的作用，适用于跌打损伤、反胃、肠炎、吐血、胸痛等症的食疗。

❸韭菜含有挥发性精油及硫化物等特殊成分，散发出一种独特的辛香气味，有助于疏调肝气，增进食欲。

一般人群均能食用，尤其适宜便秘、产后乳汁不足的女性，以及寒性体质者。多食会上火且不易消化，因此阴虚火旺、有眼病和胃肠虚弱的人不宜多食。

烹饪指南

韭菜可炒食，荤、素皆宜，还可以做馅，风味独特。由于韭菜遇空气以后味道会加重，所以烹调前再切较好。

美味菜肴

『韭菜炒鸡蛋』

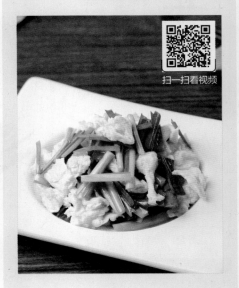

扫一扫看视频

实用小偏方

❶韭菜汁50毫升，生姜汁10毫升，加糖适量，调服，可用于预防和缓解孕吐。

❷韭菜捣碎成汁后，滴到鼻孔里，可以治疗中暑晕迷。

❸将韭菜放在火上，烤热，涂擦患处，可以辅助治疗荨麻疹。

❹若不慎将石榴、土豆同食，引起食物中毒，用韭菜水可以解毒。

❺韭菜捣烂，敷患处，可治脚气。

❻米酒加鲜韭菜有消炎、止痛、散瘀的功效。

韭菜的种类

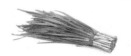

◎寿光马蔺韭
山东省寿光县地方品种。叶片呈宽条形，叶深绿色，叶面光滑，叶片较厚。纤维少，香味略低，可增进食欲。

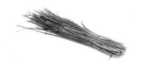

◎诸城大金钩
山东省诸城市地方品种。半直立，叶片呈宽条形，无蜡粉，绿色，假茎淡紫色。香味浓，可促进肠胃蠕动。

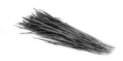

◎汉中冬韭
陕西省汉中地方韭菜品种。叶片呈宽条形，叶端尖，叶淡绿色。假茎绿色，横切面呈扁圆形，适合用作馅料。

韭菜选购

选购韭菜时，可根据外形、颜色来判断其品质优劣。

❶观外形：查看一下韭菜根部的割口是否整齐，如果整齐，则是新鲜的韭菜；如果中间长出芯来，则不新鲜，大多是放得时间有些长了的。

❷看颜色：叶鲜嫩翠绿者佳，末端黄叶比较少，叶子颜色呈浅绿色的韭菜比较新鲜。

韭菜储存

韭菜为了更好地保存，可以采取通风储存法、冰箱冷藏法：

❶通风储存法：用菜刀将大白菜的根部切道口子，掏出菜心。将韭菜择好，不洗，放入白菜内部，包住，捆好，放在阴凉处，不要沾水，能保存两周之久，不霉、不烂，不失其鲜味。

❷冰箱冷藏法：将韭菜洗干净后，用干净的纸张包裹住，再装进塑料袋中，放在冰箱中冷藏，约可保存3天。

芹菜

Celery

● 食用量 ●
每次约50克

『别名』

旱芹、药芹
香芹、蒲芹

『性味归经』

性凉，味甘、苦，
归肺、胃、肝经

『芹菜简介』 芹菜，属伞形科植物，有水芹、旱芹两种。芹菜的果实细小，具有与植株相似的香味，可用作作料，特别用于汤和腌菜较多。

『营养成分』 含蛋白质，甘露醇，食物纤维，丰富的维生素，以及铁、锌、钙等矿物质。

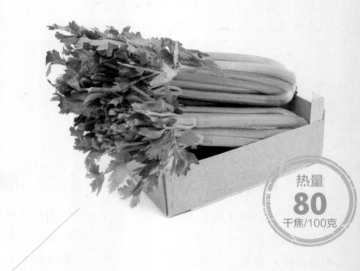

热量
80
千焦/100克

认识芹菜

食材功效

❶芹菜所含的芹菜素有降压作用。

❷芹菜含有利尿成分，能消除体内钠的潴留，利尿消肿。

❸芹菜是高纤维食物，经肠内消化作用会产生一种抗氧化剂——木质素，对肠内细菌产生致癌物质有抑制作用。

❹芹菜含铁量较高，能补充妇女经血的损失。

一般人群均可食用，特别适合高血压、动脉硬化、高血糖、缺铁性贫血患者以及经期妇女食用。但是，芹菜性凉质滑，脾胃虚寒、大便溏薄者不宜多食；血压偏低者慎用；芹菜会杀死精子，准备生育的男性应注意适量少食。

烹 饪 指 南

❶芹菜叶中所含的胡萝卜素和维生素C比茎多，不要把能吃的嫩叶扔掉。

❷将西芹先放沸水中焯烫(焯后要马上过凉水)，除了可以使成菜颜色翠绿，还可以减少炒菜的时间，减少油脂对蔬菜"入侵"的时间。

美 味 菜 肴

『芹菜胡萝卜丝拌腐竹』

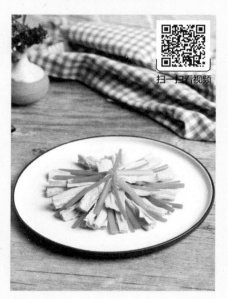

扫一扫看视频

生 活 小 妙 招

取芹菜150克，洗净，切段，放到榨汁机中榨取汁液，在汁液中加入蜂蜜，充分搅拌，每天晚上用其涂抹温水洗净的脸部，第二天早晨洗净，洁肤效果很好。

实 用 小 偏 方

❶可用鲜芹菜500克，捣取汁，开水冲服，每日1剂，可用于高血压、眩晕头痛、面红目赤、血淋、痈肿等症的食疗。

❷水芹适量，洗净捣烂，取汁半碗，调红糖适量服，有助于缓解大便出血。

❸鲜水芹适量，捣烂取汁，加酸醋服，外搽患处，可辅助治疗疟腮。

芹菜的种类

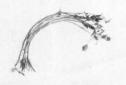

◎水芹
水生宿根植物，叶细长，茎具棱。一般在4～6月采摘10厘米以上的嫩茎叶食用。

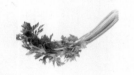

◎冬芹
从意大利引进，生长势强，叶柄实梗、脆嫩，纤维少，具香味，抗寒性强，单株平均重250克左右。

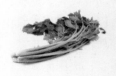

◎玻璃脆芹菜
叶绿色，叶柄粗，黄绿色，肥大而宽厚，光滑无棱，茎杆实心，组织柔嫩脆弱，纤维少，微带甜味。

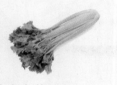

◎津南实芹1号
该品种生长势强，抽薹晚，分枝少。叶柄实心，品质好，抗病，适应性广。

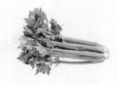

◎津南冬芹
天津市宏程芹菜研究所1995年推出的芹菜新品种。该品种叶柄较粗，淡绿色，香味适口。

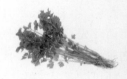

◎铁杆芹菜
植株高大，叶色深绿，有光泽，叶柄绿色，实心或半实心，单株重250克。

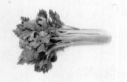

◎加州王芹菜
植株高大，生长旺盛。对枯萎病、缺硼症抗性较强。定植后80天可上市。

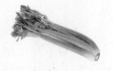

◎美芹
从美国引进的西芹品种，叶柄绿色，实心，质地嫩脆，纤维极少。平均单株重1000克左右。

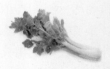

◎美国白芹
植株较直立，株形较紧凑，株高60厘米以上。单株重800～1000克。收获时植株下部叶柄乳白色。

芹菜选购

❶观外形：芹菜茎应光滑、松脆、长短适中、肉厚、质密、菜心结构完好，分枝脆嫩易折；无锈斑、污染、虫伤，不抽薹，无分蘖。

❷看颜色：优质芹菜应色泽鲜绿或洁白。无论哪种芹菜，颜色浓绿的不宜购买，因为颜色浓绿说明生长期间干旱缺水，生长迟缓，粗纤维多。

芹菜储存

❶冰箱冷藏法：可以将芹菜叶摘除，用清水洗净后切成大段，整齐地放入饭盒或干净的保鲜袋中，封好盒盖或袋口，放入冰箱冷藏室，随吃随取。

❷净水储存法：将新鲜、整齐的芹菜捆好，用保鲜袋或保鲜膜将茎叶部分包严，然后将芹菜根部朝下竖直放入清水盆中，一周内不黄不蔫。

芹菜清洗

◎芹菜不宜直接用清水清洗，因为上面一般附有化肥、农药（残留），清水难以洗净，合理的方法是在食盐水或者白醋水中浸泡，再加以清洗。

◎食盐清洗法

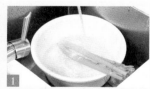
将去叶的芹菜放在盛有清水的盆中。

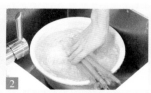
在水中加适量的食盐，拌匀后浸泡10～15分钟。

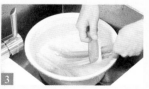
用软毛刷刷洗芹菜秆，再用流动水冲洗两到三遍。

◎白醋清洗法

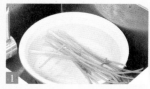
将摘去叶子的芹菜放在盛有清水的盆中。

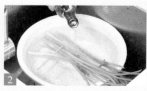
在水中倒入少量的白醋，浸泡10～15分钟。

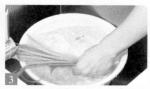
先用手搓洗片刻，再用清水冲洗干净即可。

芹菜切法

◎芹菜经过刀工处理后，便于烹饪，食用方便，味道更加鲜美。常见的芹菜改刀法有切菱形块、切斜片、切条、切段、切丝、切末等。

◎切菱形块

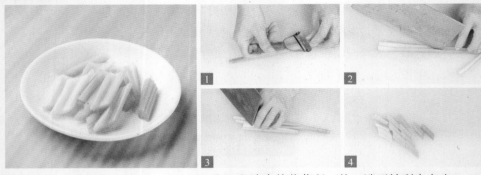

①取一段洗净的芹菜秆，从一端开始刮去老皮。
②将较粗的芹菜秆纵向剖成两半。
③将芹菜呈阶梯状摆放好。
④顶刀斜切成菱形块。

◎切丝

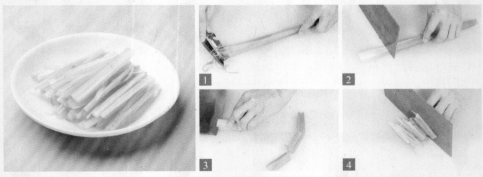

①取一段洗净的芹菜，将菜秆上的老茎削去。
②将芹菜秆横向切成等长的段。
③用平刀法将芹菜段片成薄片。
④将所有的薄片摆放整齐，再切成细丝状。

◎切斜片

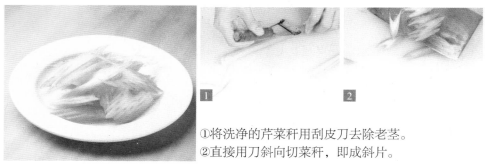

①将洗净的芹菜秆用刮皮刀去除老茎。
②直接用刀斜向切菜秆，即成斜片。

◎切条

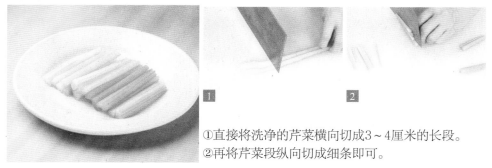

①直接将洗净的芹菜横向切成3～4厘米的长段。
②再将芹菜段纵向切成细条即可。

◎切末

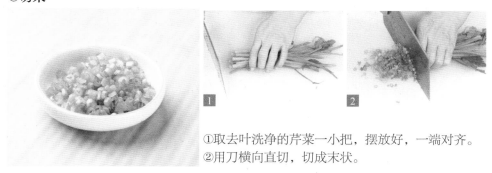

①取去叶洗净的芹菜一小把，摆放好，一端对齐。
②用刀横向直切，切成末状。

生菜

Lettuce

● 食用量 ●
每次约80克

1月	2月	3月	4月	5月	6月	7月	8月	9月	10月	11月	12月
				冬季至次年春季							

『别名』

莴仔菜、叶用莴苣
鹅仔菜

『性味归经』

性凉，味甘，
归胃、大肠经

『生菜简介』 生菜是大众化的蔬菜，深受人们喜爱。传入我国的历史较悠久，东南沿海，特别是大城市近郊、两广地区栽培较多。

『营养成分』 含有蛋白质、脂肪、糖类、膳食纤维、维生素A等。

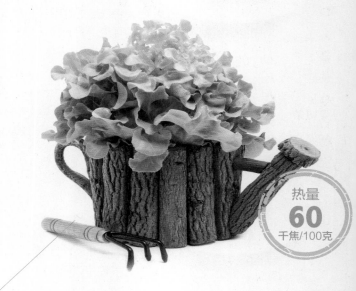

热量
60
千焦/100克

认识生菜

食 材 功 效

❶生菜中含有膳食纤维和维生素C，有消除多余脂肪的作用。

❷茎叶中含有莴苣素，具有镇痛催眠、降低胆固醇、辅助治疗神经衰弱等功效。

❸生菜中含有甘露醇等有效成分，有利尿和促进血液循环的作用。

一般人群均可食用，尿频、胃寒的人应少吃。

❶无论是炒还是煮生菜，时间都不要太长，以保持生菜脆嫩的口感。

❷生菜用手撕成片，吃起来会比刀切的脆。

❸将生菜洗净切好，加入适量沙拉酱，直接食用，这样有利于女性保持苗条的身材。

『蚝油生菜』

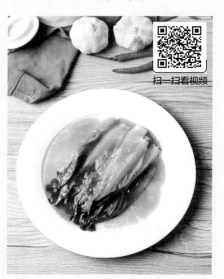

扫一扫看视频

❶生菜洗净切片，焯烫。西红柿焯烫后去皮切块，与生菜混合，调以沙拉酱，吃下，有助于改善妊娠斑。

❷生菜叶子捣碎，加少量水，煮5分钟后捞出，包入纱布，晾温后敷脸，剩下的汤汁可用来洗脸。这样有助于去除脸上的痘印。

生菜的种类

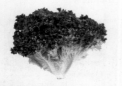

◎罗莎生菜

紫色散叶品种，叶簇半直立，叶片长椭圆形，叶缘皱状，茎极短，不易抽薹，口感好。

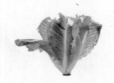

◎日本丸叶壬生菜

从日本引进，株高40厘米，叶片深绿色，椭圆形，无缺刻，叶柄细长呈绿白色。

◎罗马生菜

美国引进的早熟生菜品种，嫩叶深绿，生、熟食均可。在质感上，不像结球生菜那么清爽。

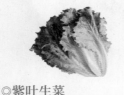

◎紫叶生菜

从美国引进的，植株较大，叶片皱曲，色泽美观，随收获期临近，红色逐渐加深。营养成分较一般绿叶生菜更为丰富。

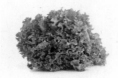

◎美国大速生

美国大速生植株生长紧密。散叶型，叶片多皱，倒卵形，叶缘波状，叶色嫩绿，品质甜脆，无纤维，不易抽薹。

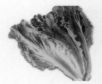

◎奶油生菜

其叶子呈卵圆形，嫩绿色，叶面较平，中下部横皱，叶质软，口感油滑，味微香。

生菜选购

❶观外形：要选大小适中的，买散叶生菜时，要大小适中、叶片肥厚适中，根部、中间有突起的薹说明老了。

❷看颜色：应挑选松软叶绿、叶质鲜嫩、叶绿梗白且无蔫叶的为最佳。

❸掂重量：选购时应挑身轻的。

生菜储存

生菜如果在常温状态下存放，不能储存很久，为了更好地储存，可采用这种适合家庭使用的方法：

用保鲜膜包裹住洗干净的生菜，切口向下，放在冰箱中冷藏即可。

◎生菜不宜直接用清水清洗，因为上面可能附有农药、化肥残留，较好的方法是用食盐水或者淘米水等浸泡之后再清洗，或者加面粉清洗。

◎食盐清洗法

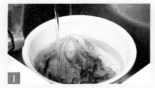

将生菜放进盆里，注入清水，使生菜完全没入水中。

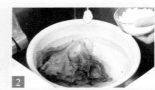

加入一勺食盐，略为搅拌，浸泡约20分钟。

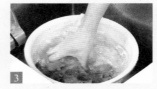

抓洗一下，将水倒掉。

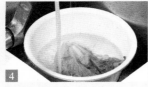

换水清洗。

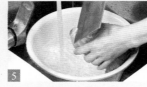

将生菜根部切除。

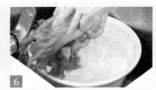

冲洗干净，沥干水即可。

◎淘米水清洗法

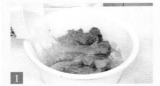

将生菜放进盆里，倒入清水，使生菜完全没入水中。

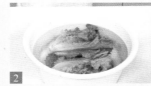

浸泡10～15分钟。

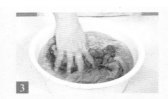

用手抓洗一会儿，然后将水倒掉。

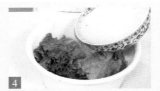

将淘米水倒入洗菜盆里，浸泡10分钟。

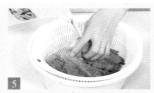

倒掉淘米水，将生菜放进菜篓里，用干净水冲洗。

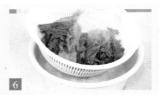

捞出，沥水即可。

生菜切法

◎生菜经过刀工处理后，便于烹饪，食用方便，味道更加鲜美。常见的生菜改刀法有剪碗状、切大块、切条、切丝、切丁等。

◎切大块

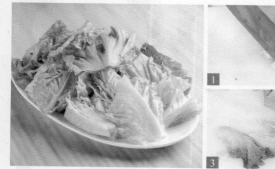

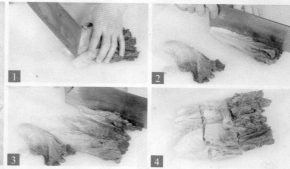

①取洗净的生菜，将根部切除。
②用菜刀将生菜从中间剖开，一分为二。
③将其中一半切成3等份，另一半也切成3等份。
④将所有切好的生菜条摆放整齐，切成大块。

◎切丁

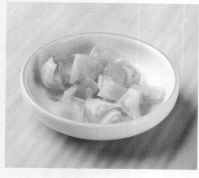

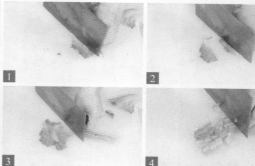

①将洗净的生菜的绿叶和梗切分开。
②将生菜梗两边的小叶片切除。
③确保生菜块上没有叶片，如图所示。
④把生菜块堆叠起来，摆放整齐，切成丁状即可。

◎剪碗状

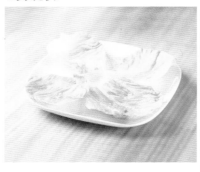
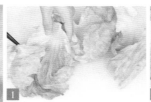
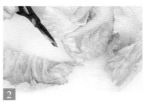

①取洗净的生菜，用剪刀将叶子破损的部位减掉。
②根据生菜叶的弧度，从长度的中间开始，剪出凹圆形，形成碗状。最后将边缘剪整齐即可。

◎切丝

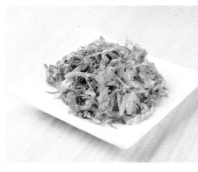
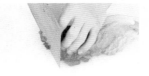
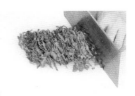

①取洗净的生菜叶，从尾部开始切。
②切成均匀的细丝。将生菜的整个叶子部分切成丝即可。

◎切条

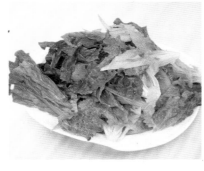
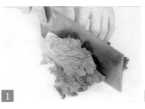
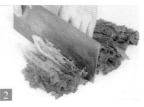

①将洗净的生菜放在砧板上，纵向对半切开。
②把切成的两半再对半切成四条，之后可根据自己的喜好进一步对切。

菠菜

Spinach

● 食用量 ●
100～250克

盛产季节											
1月	2月	3月	4月	5月	6月	7月	8月	9月	10月	11月	12月
春、秋、冬季											

『别名』

鼠根菜、赤根菜
鹦鹉菜、波斯草

『性味归经』

性凉，味甘，
入大肠、胃经

『菠菜简介』　唐初从波斯经尼泊尔传到中国来的，曾被清朝乾隆皇帝赞颂为"红嘴绿鹦哥"，是绿叶蔬菜中的佼佼者。

『营养成分』　含植物粗纤维、胡萝卜素、维生素C、钙、磷、叶酸、草酸、磷脂等。

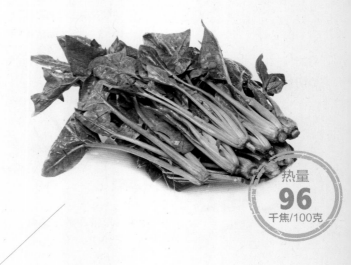

热量
96
千焦/100克

认识菠菜

食材功效

❶菠菜含有大量的植物粗纤维，可帮助消化。

❷菠菜中所含的胡萝卜素，在人体内会转变成维生素A，能维护视力正常和上皮细胞的健康，提高机体预防传染病的能力，促进儿童的生长发育。

❸含有丰富的铁元素，对缺铁性贫血有较好的辅助治疗作用。

适合人群

一般人群均可食用。特别适合老、幼、病、弱者食用，但肾炎患者、肾结石患者不宜食用，脾虚便溏者不宜多食。另外，菠菜草酸含量较高，一次食用不宜过多。

烹饪指南

❶菠菜含有草酸，尤以圆叶品种含量高，食后会影响人体对钙的吸收，因此，食用此种菠菜时宜先焯水，去除草酸的同时，也能去掉菠菜本身的涩味。

❷煮菠菜，等到菜叶绿时，加少许盐，菜叶就不易变黄。

美味菜肴

『胡萝卜炒菠菜』

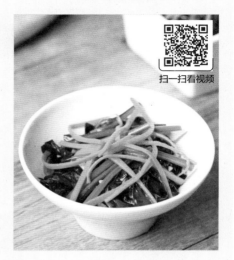

扫一扫看视频

生活小妙招

焯烫菠菜的水可以用来清洗容易褪色的黑色衣物。先将黑色的衣物清洗干净，将它泡在冷却了的焯过菠菜的水中10分钟，然后脱水晾干，就能减少褪色。

实用小偏方

❶菠菜洗净挤汁，黄酒冲服，每次半杯，一日2~3次，可用于跌打损伤的食疗。

❷鲜菠菜500克洗净切断，猪血250克切成块状，两者加适量清水煮汤，调味后佐膳服用，每日或隔日1次，连服2~3次，有助于缓解便秘。

菠菜的种类

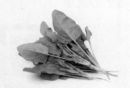

◎尖叶菠菜

叶片基部宽，先端尖，呈箭形。水分少，微甜，品质好，供熟食。

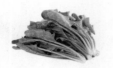

◎日本超能菠菜

植株半直立，叶簇生，叶色深绿，叶片大，呈阔箭头形，叶肉肥厚，纤维少，品质好。

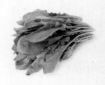

◎夏翠菠菜

长势旺盛，生长速度快，耐热性突出。叶色绿，叶片大，叶柄较长，叶肉较厚，纤维少，品质佳。

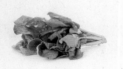

◎全能菠菜

该品种耐寒性强，比一般品种生长快。叶厚大而浓绿，在水肥充足条件下容易高产。含有丰富的铁元素。

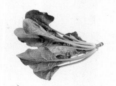

◎荷兰菠菜K4

该品种早熟，耐寒，耐抽薹，叶片大，叶子直立，可春种也可秋种。

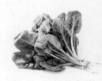

◎圆叶菠菜

植株半直立，叶大，呈心脏形，叶色浓绿，叶面稍皱，叶肉较厚，味甜，品质好。

菠菜选购

❶观外形：菠菜要选叶嫩小棵且保留菠菜根的。以菜梗红短，叶子伸张良好，且叶面宽，叶柄短的为好。

❷看颜色：选购菠菜，以叶子翠绿色为最好，如叶部有变色现象，要予以剔除。

菠菜储存

❶冰箱冷藏法：为了防止其干燥，用保鲜膜包好放在冰箱里，一般在2天之内食用可以保证菠菜的新鲜。

❷泥土储藏法：将整捆菠菜叶朝下，根朝上存放在潮湿的土里，不要让太阳暴晒，存放三四天叶绿不黄。

菠菜清洗

◎菠菜不宜直接用清水清洗，因为上面可能附有很多的化肥、农药残留，清水难以清洗干净，较好的方法是用食盐清洗法、面粉清洗法、焯烫清洗法等。

◎面粉清洗法

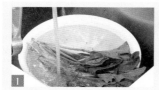

1　菠菜置于盆中，用流动水先冲洗。

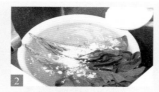

2　在水中倒入适量面粉。

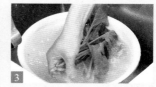

3　用手搅拌均匀，使面粉溶于水中。

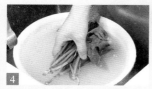

4　在水中不断搅动，将菠菜叶上的脏物洗掉。

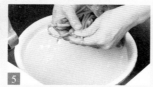

5　将菠菜捞出，把根部的泥土去除。

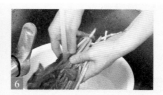

6　用清水冲洗干净即可。

◎食盐清洗法

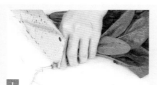

1　用菜刀把菠菜根切下来，不要扔掉。

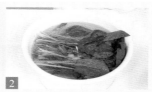

2　菠菜叶中倒入清水，加入食盐，浸泡10分钟左右。

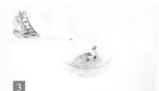

3　把菠菜根倒入清水中，加入食盐浸泡约5分钟。

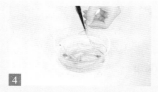

4　同时，用剪刀将根须剪下，把水倒掉。

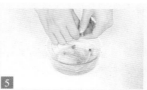

5　加入清水，搓洗菠菜根。

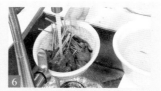

6　将泡好的菠菜叶捞出，冲洗干净，沥干水即可。

039

葱

Shallot

● **食用量** ●
每次约10克

盛产季节											
1月	2月	3月	4月	5月	6月	7月	8月	9月	10月	11月	12月
				全年							

『 **别名** 』

青葱、四季葱
鹿胎、和事草

『 **性味归经** 』

性温，味辛，
归肺、胃经

『葱简介』 葱是日常厨房里的必备之物。北方居民以大葱为主，它不仅可作调味之品，而且能防治疫病，可谓佳蔬良药。

『营养成分』 含蛋白质、糖类、食物纤维，以及磷、铁、镁等矿物质。

热量
92
千焦/100克

认识葱

食材功效

❶生葱含烯丙基硫醚，会刺激胃液的分泌，且有助于增进食欲。

❷葱叶部分要比葱白部分含有更多的维生素A、维生素C及钙，有舒张小血管、促进血液循环的作用。

❸葱含有微量元素硒，可降低胃液内的亚硝酸盐含量，对预防胃癌及多种癌症有一定的作用。

一般人群均可食用，脑力劳动者更宜，但是患有胃肠道疾病特别是溃疡病的人不宜多食。另外，葱对汗腺的刺激作用较强，有腋臭的人在夏季应慎食；表虚、多汗者也应忌食；过多食用葱还会损伤视力。

烹 饪 指 南

❶葱可生吃，也可凉拌当小菜食用。作为调料时，多用于荤、腥、膻及其他有异味的菜肴、汤羹中。对没有异味的菜肴、汤羹，也能起到增味增香作用。

❷ 根据主料的不同，可切成葱段和葱末掺合使用，但均不宜煎、炸过久。

美 味 菜 肴

『 香葱拌豆腐 』

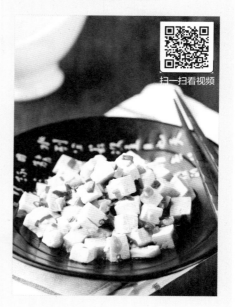

扫一扫看视频

实 用 小 偏 方

❶若小儿出现腹痛，可用葱煎水洗小孩腹部，并把炒过的葱捣碎，贴在肚脐上片刻，排出尿后腹痛即止。

❷生葱汁一滴和乳汁灌下，可治初生儿尿闭。

❸用葱汁50毫升，服下，治早期乳腺炎效果很好。

❹被黄蜂刺伤或毛毛虫蜇伤后，可立即用葱白切片擦患处，立刻止痛消毒。

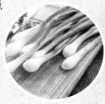

葱的种类

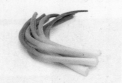

◎羊角葱
又名黄葱，叶色金黄，茎白，味鲜嫩。

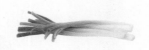

◎地羊角葱
茎白，叶绿，叶厚，生吃很辣。

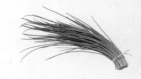

◎香葱
叶基生，线形，中空，绿色，质地柔嫩，味清香微辣。

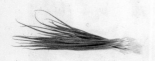

◎分葱
叶色浓，葱白为纯白色，辣味淡，品质佳。

◎楼葱
洁白而味甜，葱叶短小，品质欠佳。

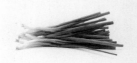

◎水沟葱
条杆粗，茎白，但叶老不能食用。

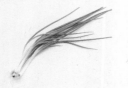

◎小葱
其根白、茎青、叶绿，生吃有甜味，每年4月份上市。

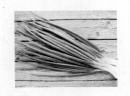

◎青葱
是在霜降后上市的一种老葱，所含大蒜素多。

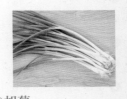

◎胡葱
多在南方栽培，质柔味淡，以食葱叶为主。

葱选购

购买葱时，可根据外形、颜色来判断葱的质量好与坏。

❶观外形： 选葱白粗细匀称、硬实无伤的大葱，不要选过于粗壮或纤细的大葱，比大拇指稍微粗些正好。

❷看颜色： 质量好的葱新鲜青绿，无枯、烂叶，故选葱以叶的颜色青绿的为好。

葱储存

❶冰箱储存法： 葱买多了不容易保存，气温过高易烂，风吹久了易干。不妨将它切开成段或切碎，放在或大或小的保鲜盒里，盒子里再铺一张纸巾，放入冰箱保鲜室，随吃随取，既方便又保鲜。

❷净水储存法： 新买回来的葱用小绳捆起来，根朝下放在水盆里，就可以长时间不干、不烂。

葱清洗

◎葱不宜直接用清水清洗，因为上面很可能有农药、化肥残留，比较合理的方法是用食盐水或者淘米水浸泡清洗。

◎淘米水清洗法

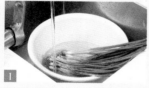

1 葱放在盆中，先用流水冲洗。

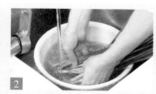

2 盆中注满水后，将葱浸在水中，将脏物清洗干净。

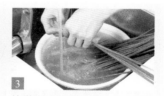

3 将葱的根部摘除。

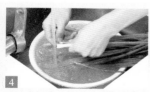

4 将葱放在流动水下，搓洗根部，摘去老叶。

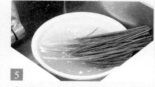

5 将葱浸泡在淘米水中10~15分钟。

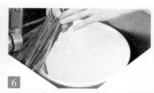

6 用流动水冲洗几遍，沥干水即可。

葱切法

◎葱经过刀工处理后，便于烹饪，食用方便，味道更加鲜美。常见的葱改刀法有切鸭葱、切斜段、切小段、切丝、切鱼骨葱、切葱花等。

◎切鱼骨葱

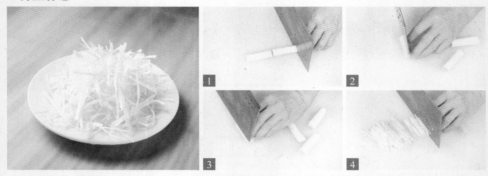

①将葱白切成5～6厘米长的段。
②将葱白段纵向对半切，把葱白一分为二。
③切开的葱白段切面朝上，直刀切下去。
④将葱白段切成细丝状。

◎切鸭葱

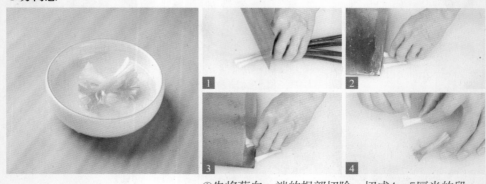

①先将葱白一端的根部切除，切成4～5厘米的段。
②葱白平行切1厘米左右，别切到底。
③刀拿开后转动一下葱段，以相同的方法切葱口。
④再切另一端，放入盛水的小碗中，浸泡15分钟。

◎切小段

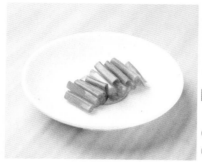

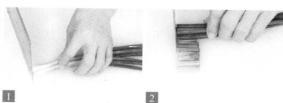

①将洗净的葱摆放整齐，切去头、尾。
②用直刀将所有的葱切成2~3厘米长的小段。

◎切葱花

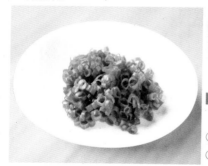

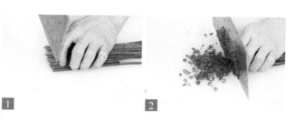

①取洗净的葱切去葱白，一端对齐。
②直刀将葱切成小末状，大小自定。

◎切丝

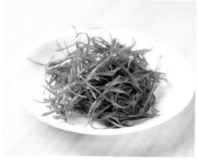

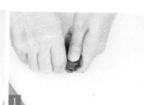

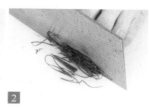

①将葱叶平放在砧板上，卷折起来。
②将折好的葱卷紧按在砧板上，直刀切成细丝。

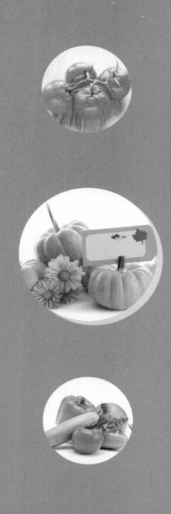

PART 3

瓜　果　类

瓜果类蔬菜大部分是夏秋季节上市的，在绿叶菜较少的秋季，可作为人体矿物质与维生素的重要来源。瓜果类蔬菜含有大量的水分，可占70%～80%，因此热量相对较低。部分的瓜果类蔬菜含有丰富的维生素C及β－胡萝卜素，是爱美人士的首选食品。

辣椒

Pepper

● 食用量 ●
每天约50克

『辣椒简介』　辣椒的果实通常呈圆锥形或长圆形，未成熟时呈绿色，成熟后变成鲜红色、黄色或紫色，以红色最为常见。

『营养成分』　含有丰富的维生素C、β-胡萝卜素、叶酸、镁及钾。

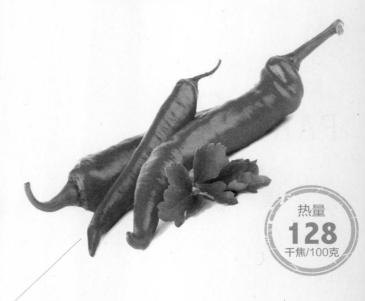

热量
128
千焦/100克

盛产季节

1月	2月	3月	4月	5月	6月	7月	8月	9月	10月	11月	12月

早春、晚秋

『别名』
辣子、番椒
海椒、辣角

『性味归经』
性热，味辛，
归心、脾经

认识辣椒

食 材 功 效

❶辣椒对口腔及胃肠有刺激作用，能增强肠胃蠕动，促进消化液分泌，改善食欲。
❷青椒含有丰富的维生素，尤其是维生素C，可使体内多余的胆固醇转变为胆汁酸，从而预防胆结石的发生。
❸辣椒中含有辣椒素，有降血糖的作用。

适合人群

一般人群均可食用，但不宜多食。阴虚有热者勿食；眼疾患者，食管炎、胃肠炎、胃溃疡、痔疮患者应少吃或忌食；高血压病、肺结核病患者应慎食。

烹饪指南

❶青椒适用于炒、拌、�做菜，如辣子鸡丁、青椒炒肉丝、糖醋青椒等。

❷维生素C不耐热，易被破坏，在铜器中更是如此，所以应避免使用铜质餐具烹饪辣椒。

❸在切辣椒时，先将刀在冷水中蘸一下，再切就不会刺激眼睛了。

美味菜肴

『辣椒炒鸡丁』

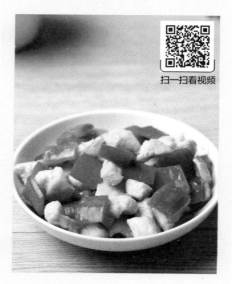

扫一扫看视频

实用小偏方

❶辣椒梗煎水洗，可防生冻疮。

❷尖头小辣椒10克，切成细丝，用白酒50毫升浸泡10天，过滤去渣，用汁液涂搽秃发部位，能促进毛发再生。

❸用白酒泡辣椒一个星期左右，然后涂在冻疮上，可以治冻疮。需要注意的是，涂辣椒酒的冻疮不能破，否则会很痛。

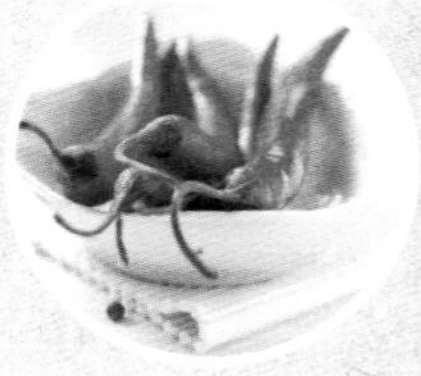

辣椒的品种

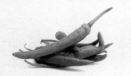

◎长椒

果实一般下垂，长角形，先端尖，微弯曲，似牛角、羊角。果肉薄者辛辣味浓；肉厚者辣味适中。

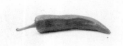

◎青椒

果实较大，辣味较淡，作蔬菜食用。新培育出来的品种还有红、黄、紫等多种颜色，被广泛用于配菜。

◎羊角椒

甜椒的一种，又名鸡泽辣椒。色泽紫红光滑，细长，尖上带钩，皮薄、肉厚、色鲜、味香、辣度适中。

◎甜柿椒

分为无限生长、有限生长和部分有限生长几个类型。色彩多样。

◎簇生椒

叶狭长，果实簇生，果色深红，果肉薄，辣味甚强，油分高。

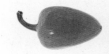

◎圆锥椒

果实为圆锥形或圆筒形，多向上生长，味辣。

◎七星椒

是国内最辣的辣椒之一。皮薄肉厚、色鲜味美、辣味醇厚。素以辣味重、回味甜而闻名。

◎樱桃辣椒

叶中等大小，圆形、卵圆或椭圆形。果小如樱桃，圆形或扁圆形，红、黄或微紫色，辣味甚强。

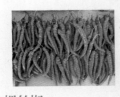

◎螺丝椒

果形螺丝状，青果绿色脆嫩，熟果红色鲜亮，辣味强，口感好。

辣椒选购

❶**观外形**：作为鲜食的辣椒，应以大小均匀且脆嫩新鲜为上品。要挑没有干枯、腐烂、虫害者。

❷**看颜色**：好的辣椒外表鲜艳有光泽、颜色纯粹。

❸**掂重量**：要用手掂一掂，捏一捏，分量沉而且不软的都是新鲜的、好的辣椒。

辣椒储存

❶**通风储存法**：取一只竹筐，筐底及四周用牛皮纸垫好，将辣椒放满后包严实，放在气温较低的屋子或阴凉通风处，隔10天翻动一次，可保鲜2个月。

❷**冰箱冷藏法**：把辣椒的蒂剪断，点燃蜡烛，将蜡油滴在辣椒蒂的横切面上。凝固后，把辣椒放入保鲜袋，存放在冰箱里，注意不要碰掉辣椒蒂上面已经凝固的蜡烛，可保存3周。

辣椒清洗

◎辣椒不宜直接用清水清洗，因为上面一般会有农药残留，仅用清水难以清洗干净，比较实用的方法是用食盐水、淀粉水或果蔬清洁剂清洗。

◎果蔬清洁剂清洗法

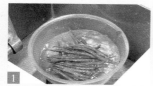

1 先将辣椒浸泡在清水中30分钟左右。

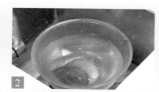

2 另取一加了水的盆子，滴入少许果蔬清洗剂。

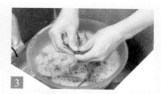

3 放入辣椒，摘去果蒂。

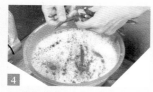

4 果蒂部位要仔细清洗。

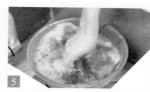

5 辣椒放在水中搓洗一下。

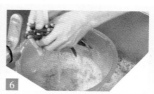

6 捞出，用流水冲洗一下即可。

辣椒切法

◎辣椒经过刀工处理后，便于烹饪，食用方便，味道更加鲜美。常见的辣椒改刀法有切三角块、菱形片、条、圈、丝、丁、粒等。

◎切菱形片

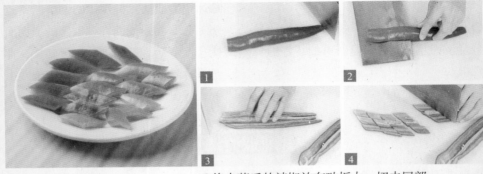

①将去蒂后的辣椒放在砧板上，切去尾部。
②将辣椒平剖成两半，取辣椒片改刀。
③将几个辣椒片一端斜着对齐。
④用斜刀法将辣椒切成菱形片。

◎切条

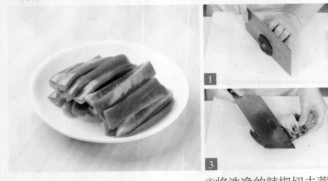
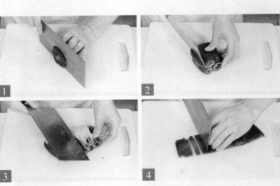

①将洗净的辣椒切去蒂与尾部。
②横放辣椒，在辣椒的最右边切一刀，但不切断。
③滚动辣椒，将辣椒肉和子切分开来。
④把内部的棱刮去，平铺，切成宽条状。

◎切丁

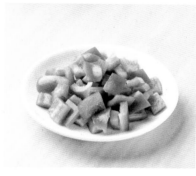
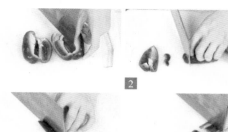
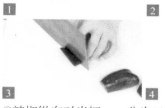

①辣椒纵向对半切，一分为二，去除子。
②再对半切，将辣椒二分为四，切去头尾部分。
③将辣椒片切成粗条。
④将辣椒条摆放整齐，一端对齐，切成丁状。

◎切三角块

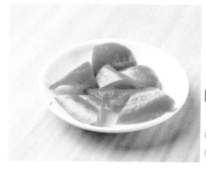
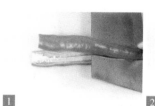
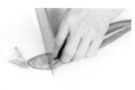

①将去蒂的辣椒平剖成两半。
②辣椒从头部开始用直刀与斜刀交叉斜切。

◎切圈

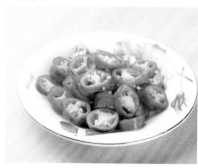
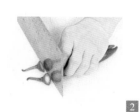
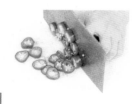

①将洗好的辣椒放在砧板上，切去辣椒蒂。
②将去蒂的辣椒顶刀切成圈状，下刀要均匀。

冬瓜

Wax gourd

● **食用量** ●
每次约60克

盛产季节											
1月	2月	3月	4月	5月	6月	7月	8月	9月	10月	11月	12月

夏季

『别名』
白瓜、白冬瓜
东瓜、枕瓜

『性味归经』
性微寒，味甘淡，
归肺、大小肠、膀胱经

『冬瓜简介』 又叫枕瓜，瓜形状如枕，瓜熟之际，表面上有一层白粉状的东西，就好像是冬天所结的白霜，因此生于夏季而名为"冬瓜"。

『营养成分』 含蛋白质、糖类、胡萝卜素、多种维生素、粗纤维，和钙、磷、铁等矿物质。

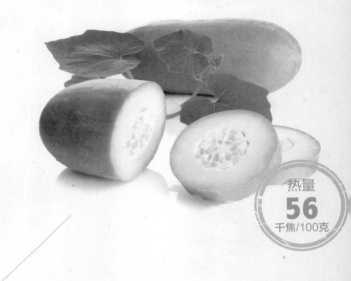

热量
56
千焦/100克

认识冬瓜

食材功效

❶冬瓜含维生素C较多，且钾盐含量高，钠盐含量较低，肾脏病、水肿病等患者食之，可达到消肿而不伤正气的作用。

❷冬瓜中所含的丙醇二酸，能有效地抑制糖类转化为脂肪，加之冬瓜本身不含脂肪，热量不高，对于防止人体发胖具有重要意义，可以使体形健美。

适合人群

一般人群均可食用，尤其适宜患肾病、水肿、肝硬化腹腔积液、癌症、脚气病、高血压、糖尿病、动脉硬化、冠心病、肥胖，以及缺乏维生素C者。但冬瓜性寒凉，脾胃虚弱、肾脏虚寒、阳虚肢冷者忌食。

烹饪指南

❶冬瓜是一种解热利尿效果比较理想的日常食物，连皮一起煮汤，效果更明显。

❷冬瓜与肉煮汤时，冬瓜必须后放，然后用小火慢炖，这样可以防止冬瓜过熟过烂。

美味菜肴

『果味冬瓜』

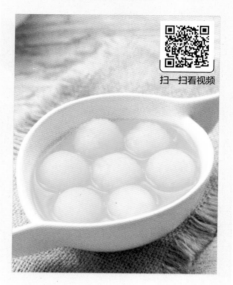

扫一扫看视频

生活小妙招

❶冬瓜藤鲜汁用于洗面、洗澡，可增白皮肤，使皮肤有光泽，是廉价的天然美容剂。

❷用少量冬瓜汁搓洗衣服，可除掉白衣服上的汗渍。

实用小偏方

❶用冬瓜和豆腐煮汤食用，可治疗口疮。

❷适量冬瓜皮洗净后，煎水代茶饮，可以辅助治疗孕妇的水肿，一般每次15克左右，服用一周为一个疗程。

❸冬瓜皮、冬瓜子晒干后是一种很好的中药材，有清肺化痰、排脓的作用，可用于治疗肺热咳嗽、肺痈、肠痈。

冬瓜的种类

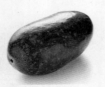

◎黑皮冬瓜

肉质厚无空心，单瓜一般重10～15千克，重者可达20千克以上。在我国，黑皮冬瓜以海南、广西出产的最佳。不含脂肪，热量不高。

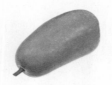

◎青皮冬瓜

果实长圆筒形，顶部钝圆，瓜型较大。果皮青绿色，蜡粉较少。果肉厚6～8厘米，白色，单瓜重30～40千克。

◎灰皮冬瓜

果实呈"日"字形，深绿色，被白色蜡粉，肉厚4～5厘米，白色，单瓜重13～16千克。种子边缘有棱，白色。

冬瓜选购

❶观外形：冬瓜的外表如炮弹般的长棒形，以瓜条匀称，表皮有一层粉末，不腐烂，无伤斑的为好。

❷看颜色：冬瓜在夏天食用，一般是切开出售，因此购买时容易分辨出好坏，瓜皮呈深绿色，瓜肉雪白为宜。

❸掂重量：一般以瓜体重的冬瓜质量较好，瓜身较轻的，可能已变质。

❹掐瓜肉：如果有切开的冬瓜，挑选时，可以用指甲掐一下，如果感到瓜皮较硬，肉质细密，一般是质量比较好的冬瓜。

❺看瓜子：如果种子已成熟，并变成黄褐色，一般口感比较好。

冬瓜储存

❶通风储存法：瓜切开以后，略等片刻，切面上会出现星星点点的黏液，这时取一张与切面大小相同的干净白纸平贴在上面，再用手抹平贴紧，放在阴凉、干燥的地方，存放3～5天仍新鲜。如果用无毒的干净塑料薄膜贴上，存放时间会更长。

❷冰箱冷藏法：整个冬瓜可以放在常温下保存；切开后，用保鲜膜包起后，放在冰箱的蔬果室内保存，可保存3～5天。

❸包裹储藏法：挑选未充分成熟的瓜，分别用麦秆或稻草包裹，然后用绳扎牢，即可保存一段时间。

冬瓜清洗

◎烹制东瓜前要先洗净，去皮，再去瓤。

◎削皮清洗法

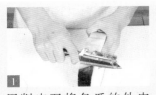

1. 用削皮刀将冬瓜的外皮切去。

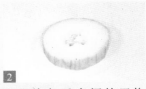

2. 用手将冬瓜中间的子掏干净。

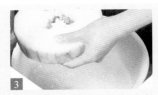

3. 将处理好的冬瓜冲洗干净即可。

冬瓜切法

◎冬瓜经过刀工处理后，便于烹饪，食用方便，味道更加鲜美。常见的冬瓜改刀法有切块片、条、丁等。

◎切圆片

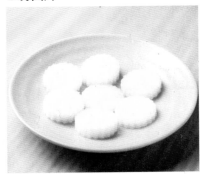

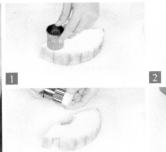

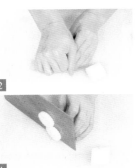

①将洗净去皮的冬瓜平放在砧板上，把圆柱形模具放在冬瓜上。
②用手掌用力将磨具压下去。
③将磨具中的冬瓜圆柱取出来。
④将冬瓜圆柱平放在砧板上，切除多余的边角，直刀切成圆片。

南瓜

Pumpkin

● 食用量 ●

每次约100克

盛产季节

1月	2月	3月	4月	5月	6月	7月	8月	9月	10月	11月	12月
夏、秋季											

『 别名 』

番瓜、北瓜
笋瓜、金瓜

『 性味归经 』

性温，味甘，
归脾、胃经

『南瓜简介』 南瓜原产于北美洲，在多个国家和地区均有种植。嫩果味甘适口，是夏秋季节的瓜菜之一。

『营养成分』 含有淀粉，蛋白质，胡萝卜素、B族维生素、维生素C，和钙、磷等。

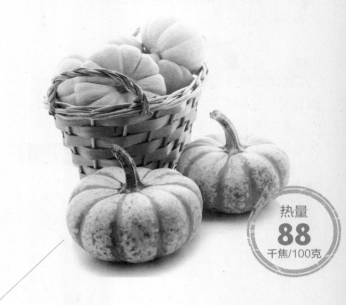

热量
88
千焦/100克

认识南瓜

食材功效

❶南瓜含有丰富的胡萝卜素和维生素C，可以健脾、预防胃炎，防治夜盲症，护肝，使皮肤变得细嫩，并有中和致癌物质的作用。

❷南瓜分泌的胆汁可以促进肠胃蠕动，帮助消化。

❸南瓜中含有丰富的微量元素锌，锌为人体生长发育的重要物质，还可以促进造血。

一般人群均可食用，尤其适宜肥胖者、糖尿病患者和中老年人食用。南瓜性温，胃热炽盛、气滞中满、湿热气滞者应少吃，患有脚气、黄疸、气滞湿阻病者忌食。

南瓜的皮含有丰富的胡萝卜素和维生素，所以最好连皮一起食用，如果皮较硬，就将硬的部分削去再食用。

『冰糖百合蒸南瓜』

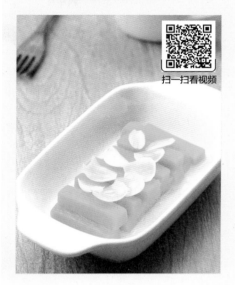

扫一扫看视频

❶用适量南瓜根与猪肉煮着吃，有助于缓解牙痛。

❷长期用适量新鲜的南瓜叶直接擦抹患处，能辅助治疗牛皮癣。

❸用100克南瓜肉煮50克豆腐食用，有助于治疗便秘症状。

❹将100粒南瓜子洗干净后炒熟，再研成细末，用调了蜂蜜的开水冲服，餐前分两次服用，能驱蛔虫。

南瓜的种类

◎蛇南瓜
果实蛇形。果肉致密，味甜质粉，糯性强品质好。

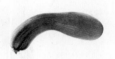

◎黄狼南瓜
果皮橙红色，成熟后披蜡粉。果肉厚，味甜品质好。

◎牛腿南瓜
果实长筒形，末端膨大，内有种子腔。果肉粗糙，肉质较粉。

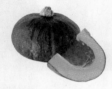

◎锦栗南瓜
果实墨绿色，扁圆形。果肉橙黄色，肉质细密甜粉。

◎红栗南瓜
果实橙红色扁圆形。果肉味甜质粉，品质好。

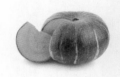

◎一品南瓜
果实扁圆形，果皮黑绿色，有灰绿色斑纹。果肉黄色，质粉味甜。

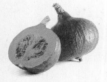

◎印度南瓜
瓜外表皮为橘红色，色泽鲜艳。圆形或扁圆形，也有长圆形。口感绵香，无异味。

◎早生赤栗
果实扁圆形，果皮金红色。果肉橘黄，质粉味甜。含有丰富的微量元素锌。

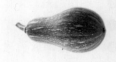

◎蜜本南瓜
果实底部膨大，瓜身稍长，老熟果黄色，有浅黄色花斑。果肉细密甜糯，品质极佳。

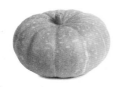

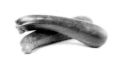

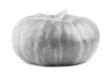

◎叶儿三南瓜

山东省平原县地方品种。早熟。瓜呈扁圆形，嫩瓜墨绿有黄白斑。老熟瓜棕黄色有肉色斑。瓜表面有明显白色深棱，有蜡粉。

◎博山长南瓜

山东省淄博市博山区地方品种。叶片大，深绿色，掌状五角形。瓜呈细长颈圆筒形，瓜皮墨绿，瓜面光滑，有蜡粉。

◎东升南瓜

叶片颜色深绿。嫩果圆形皮色黄，有浅黄色条纹。果肉金黄色，纤维少，肉质细密甜糯，品质优良。单果重1.2千克左右。

南瓜选购

选购南瓜时，可根据外形、颜色、重量来判断其品质优劣。

❶观外形：选南瓜时，无论日本小南瓜或本地南瓜，如表面略有白霜，这时的南瓜又面又甜。外形完整，梗部新鲜坚硬为好。

❷看颜色：选购时以新鲜、外皮红色为主。如果表面出现黑点，代表内部品质有问题，就不宜购买。

❸掂重量：选购时，同样大小体积的南瓜，要挑选较为重实的为佳。

❹手掐：用指甲掐果皮，不留指痕者，表示老熟。

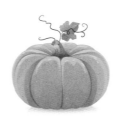

南瓜储存

南瓜通常可以直接储存在阴凉通风的地方，也可用其他家用的方法。

❶通风储存法：完整的南瓜放置在阴凉处一般可长达1个月左右不变质。

❷冰箱冷藏法：南瓜切开后再保存，容易从心部变质，所以最好用汤匙把内部掏空，再用保鲜膜包好，这样放入冰箱冷藏，可以存放5~6天。

❸食盐保存法：如果在切开的南瓜的切口边上涂上盐，保存效果更佳，南瓜不仅一个星期不会烂，而且水分也不会干。食用的时候，把边上的切下薄薄一层，就会看到里面的南瓜新鲜如初。

❹白酒保存法：用低度数白酒擦一遍瓜皮，可以杀死表皮细菌，更加不易腐烂。

南瓜清洗

◎南瓜不宜带皮清洗，因为南瓜表皮很可能有农药残留，无法洗净，正确的方法是去皮之后清洗。

◎削皮清洗法

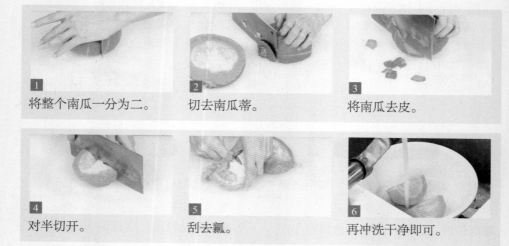

1　将整个南瓜一分为二。

2　切去南瓜蒂。

3　将南瓜去皮。

4　对半切开。

5　刮去瓤。

6　再冲洗干净即可。

南瓜切法

◎南瓜经过刀工处理后，便于烹饪，食用方便，味道更加鲜美。常见的南瓜改刀法有切三角片、条、丝、丁等。

◎切三角片

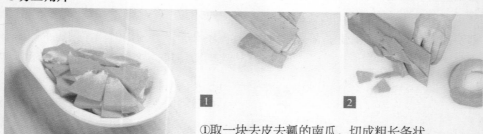

1

2

①取一块去皮去瓤的南瓜，切成粗长条状。
②将粗条南瓜切去多余边角，切成三角片即可。

◎切丝

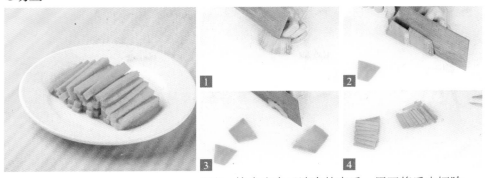

①取一块去皮去子洗净的南瓜，用刀将瓜皮切除。
②把南瓜切成厚薄均匀的南瓜片。
③将切好的南瓜片里面的瓤剔除干净。
④将南瓜片放好，进一步改刀，顶刀切丝。

◎切条

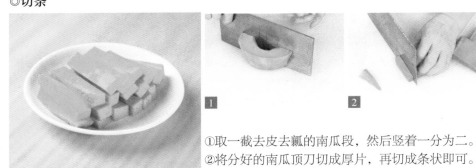

①取一截去皮去瓤的南瓜段，然后竖着一分为二。
②将分好的南瓜顶刀切成厚片，再切成条状即可。

◎切丁

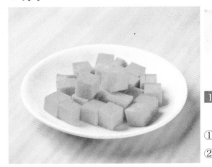

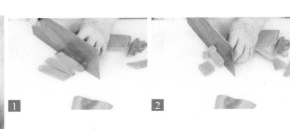

①南瓜顶刀切成厚片，再切成条状。
②将切好的宽条南瓜整齐放好，切成丁状即可。

苦瓜

Balsam pear

● 食用量 ●
每次约80克

盛产季节											
1月	2月	3月	4月	5月	6月	7月	8月	9月	10月	11月	12月
4～10月											

『别名』

凉瓜、癞瓜
锦荔枝、癞葡萄

『性味归经』

性寒，味苦，
入心、肝、脾、肺经

『苦瓜简介』　苦瓜原产于东印度热带地区，我国早有栽培，在广东、广西、福建、台湾、湖南、四川等省栽培较普遍。

『营养成分』　含胰岛素、蛋白质、脂肪、维生素、粗纤维，及钙、磷、铁等多种矿物质。

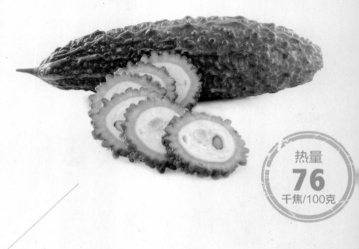

热量
76
千焦/100克

认识苦瓜

食材功效

❶苦瓜具有清热消暑、养血益气、补肾健脾、滋肝明目的功效，对治疗痢疾、疮肿、中暑发热、痱子过多、结膜炎等病有一定的功效。

❷苦瓜具有预防坏血病、保护细胞膜、防止动脉粥样硬化、提高机体应激能力、保护心脏等作用。

❸苦瓜中的有效成分可以抑制正常细胞的癌变，促

进突变细胞复原，具有一定的抗癌作用。

❹苦瓜中含有类似胰岛素的物质，有明显的降低血糖的作用。

适合人群

一般人群均可以食用，尤其适宜糖尿病、癌症、痱子患者，但苦瓜性凉，脾胃虚寒者不宜食用。

烹饪指南

将苦瓜切片后用开水焯烫一下再烹炒，能减少苦味。

美味菜肴

『白果炒苦瓜』

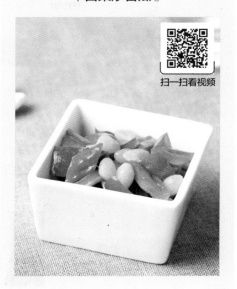

扫一扫看视频

生活小妙招

在燥热的夏天，可以敷上冰过的苦瓜片，能够快速解除皮肤的燥热，令身心凉爽。

实用小偏方

❶苦瓜煮水擦洗皮肤，可清热止痒。
❷用苦瓜做成凉茶，夏季饮用，可清火消暑。
❸嫩苦瓜切碎，揉搓患处，每日3次，可止痱痒。

苦瓜的种类

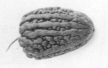

◎大顶苦瓜

也叫江门大顶，栽培已有多年。果实青绿色，有光泽，瘤状突起。味甘，微苦。

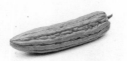

◎长身苦瓜

是广东农家品种。果实长条形，顶端尖，有条状和瘤状突起，绿色，味甘苦，品质好，耐贮运。

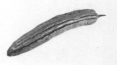

◎杨子州苦瓜

杨子州苦瓜是江西省南昌市农家品种。瓜面瘤状突起大而稀，绿白色。瓜肉厚，苦味较淡，品质佳。

◎槟城苦瓜

瓜长23厘米，肩宽8厘米，单瓜重400～600克，皮油青色，有光泽，味微苦，品质佳，耐贮运，春夏秋均可种植。

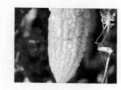

◎白皮苦瓜

长椭圆形，表面有不整齐瘤状突起。

苦瓜选购

❶观外形：苦瓜应选择表皮完整、无病虫害、有光泽、头厚尾尖，纹路分布直立、深而均匀的。纹路密的苦瓜苦味浓，纹路宽的苦瓜苦味淡。

❷看颜色：苦瓜越苦，营养价值越高。绿色和浓绿色品种的苦味最浓。

苦瓜储存

❶冰箱冷藏法：苦瓜不耐保存，用保鲜袋装好，放冰箱存放不宜超过2天。

❷焯烫储存法：苦瓜切片，焯水去苦味，凉凉，用保鲜膜包住，放冰箱内冷藏。

苦瓜清洗

◎苦瓜不宜直接用清水清洗，因为在表皮上有很多的肉瘤，容易使农药残留，清水难以洗净。正确的方法是用食盐水或者果蔬清洗剂清洗。

◎食盐清洗法

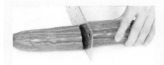

1 将苦瓜从中间切断。

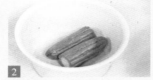

2 将苦瓜放入洗菜盆里。

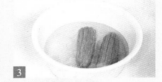

3 倒入适量的清水。

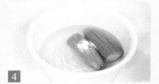

4 加入少量的食盐，搅匀，将苦瓜浸泡10~15分钟。

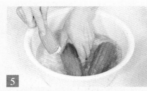

5 用毛刷刷洗苦瓜表面。

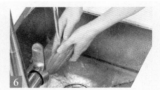

6 捞起来冲洗干净，沥干水即可。

◎果蔬清洗剂清洗法

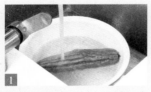

1 将苦瓜放在盆中，注入清水，浸泡。

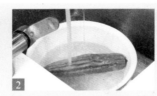

2 加入适量的果蔬清洗剂。

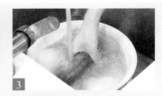

3 用手搅动一下，使果蔬清洗剂完全溶解。

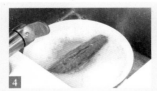

4 将苦瓜浸泡10分钟左右。

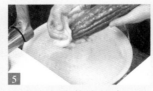

5 用清洁布将苦瓜的表面擦洗干净。

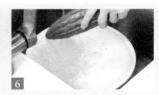

6 最后将苦瓜置于流水下冲洗干净，沥干即可。

◎苦瓜经过刀工处理后，便于烹饪入味，食用方便。常见的苦瓜改刀法有切三角块、菱形块、斜刀片、半月形、段、条、丁等。

◎切菱形块

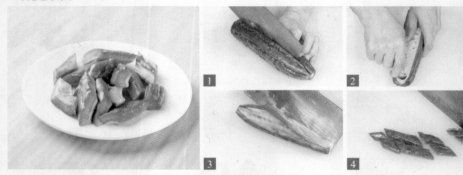

①将洗净的苦瓜切去头和尾，对半切，一分为二。
②用小勺将苦瓜的瓤挖出。
③开始纵向切苦瓜肉。
④将苦瓜肉切成长条，再斜刀切成菱形块。

◎切段

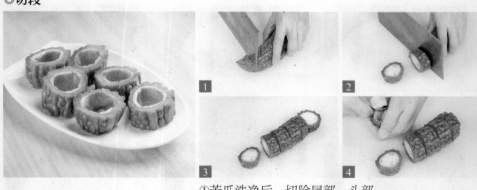

①苦瓜洗净后，切除尾部、头部。
②开始用直刀法改刀切段。
③将整条苦瓜切成段状。
④用小勺挖进苦瓜瓤部，转一圈，将瓤去掉即可。

◎切丁

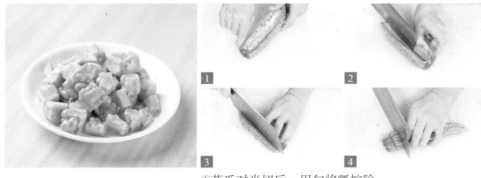

①苦瓜对半切后，用勺将瓤挖除。
②再将苦瓜纵向对切开，头部切除。
③将苦瓜翻转过来，切面朝下。
④切成长条状，再把瓜条切成丁状。

◎切三角块

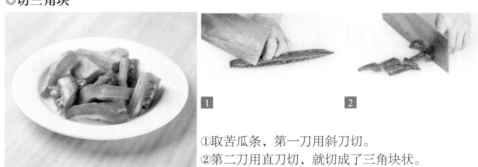

①取苦瓜条，第一刀用斜刀切。
②第二刀用直刀切，就切成了三角块状。

◎切斜刀片

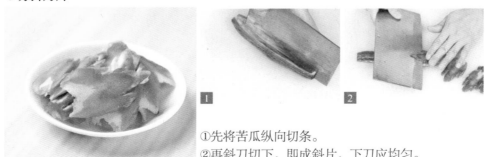

①先将苦瓜纵向切条。
②再斜刀切下，即成斜片，下刀应均匀。

丝瓜

Towel gourd

● 食用量 ●
每次约60克

『盛产季节』

盛产季节											
1月	2月	3月	4月	5月	6月	7月	8月	9月	10月	11月	12月
							秋季				

『别名』
天丝瓜、布瓜
天罗、蜜瓜

『性味归经』
性凉，味甘，
入肝、胃经

『丝瓜简介』　丝瓜原产于南洋，明代引种到我国，成为人们常吃的蔬菜。

『营养成分』　丝瓜中B族维生素、维生素C含量较高，还含有葫芦素、脂防、蛋白质等。

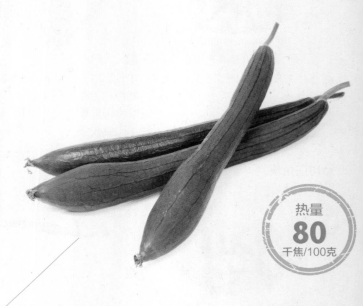

热量
80
千焦/100克

认识丝瓜

食材功效

❶丝瓜中含防止皮肤老化的B族维生素，增白皮肤的维生素C等成分，能保护皮肤、消除斑块。

❷丝瓜独有的干扰素诱生剂，可刺激肌体产生干扰素，起到抗病毒、防癌抗癌的作用。

❸中医认为，丝瓜有清热利肠、凉血解毒、活络通经、解暑热、消烦渴、祛风化痰、下乳汁等功效。

一般人群均可食用。月经不调者，身体疲乏、痰喘咳嗽者及产后乳汁不通的妇女适宜多吃丝瓜，体虚内寒、腹泻者不宜多食。

烹 饪 指 南

❶要使丝瓜烹饪后不变色，那么烹饪前先刮去外面的老皮，洗净后腌渍1～2分钟，用清水洗一下，再下锅炒，就能保持丝瓜青绿的色泽。
❷丝瓜汁水丰富，宜现切现做，以免营养成分随汁水流走。
❸烹制丝瓜时应注意保持清淡口味，少用油，可勾稀芡，保持其香嫩爽口的特点。

美 味 菜 肴

『丝瓜炒山药』

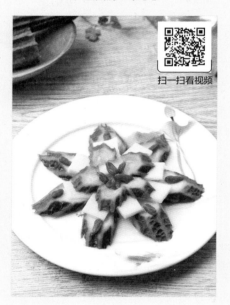

扫一扫看视频

生 活 小 妙 招

❶将新鲜丝瓜去皮后压出瓜汁，与等量蜂蜜混匀，取少量涂在脸上，10～15分钟后用温水洗净，常敷有洁肤去皱之功效。
❷丝瓜完全老化成熟后晒干，可用于刷锅洗碗。

实 用 小 偏 方

❶嫩丝瓜洗净捣烂挤汁，加入适量白糖，服下。每次1匙，每天3次，可辅助治疗咽喉炎。
❷取鲜丝瓜1个，捣烂后敷在患处，然后再用纱布包扎，每天换药1次，可辅助治疗皮肤疔肿。
❸将老丝瓜烧成炭，研成细末，撒在鞋中，赤脚连穿半月，可治脚汗过多。

丝瓜的种类

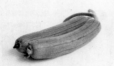

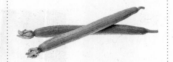

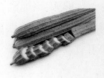

◎白玉香丝瓜
简称白丝瓜。该品种没有普通丝瓜的硬皮和涩味，外皮薄而酥软，纤维少，肉厚，味甜。

◎线丝瓜
瓜细长形，呈棍棒状，中下部渐粗，瓜皮绿色，有皱褶和纵条纹。瓜肉绿白色，细嫩，纤维少。

◎ 棱角丝瓜
瓜为长棒状，基部细，先端较粗，瓜皮绿色，皮质较硬。瓜肉白色，有清香味，品质好。

丝瓜选购

购买丝瓜时，可根据外形、颜色、软硬来判断其品质优劣。

❶观外形：不要选择瓜形不周正、有突起的丝瓜。应以身长柔软，头小尾大，瓜身硬挺者为上。弯曲者必是过于成熟，质地变粗硬的食味不佳。

❷看颜色：表皮应为嫩绿色或淡绿色，若皮色枯黄，则该瓜过熟而不能食用。

❸摸软硬：摸摸丝瓜的外皮，挑外皮细嫩些的，不要太粗，手指稍微用力捏一捏，感觉到硬硬的，就千万不要买，硬硬的丝瓜非常有可能是苦的。

丝瓜储存

丝瓜如果在常温状态下存放，就不能储存很久，为了更好地保存，可采用以下适合家庭储存的方法：

❶通风储存法：丝瓜不宜久藏，可先切去蒂头，再用纸包起来放到阴凉通风的地方冷藏。切去蒂头可以延缓老化，包纸可以避免水分流失，最好在2～3天内吃完。也可以直接用塑料袋装好，袋上留几个小孔，平放在通风的地上，室内有点湿更好，尽量不要层叠，可放半个月。

❷冰箱冷藏法：丝瓜用报纸包好，再套上塑胶袋收进冰箱冷藏，可保存一个星期。

丝瓜清洗

◎丝瓜不宜直接用清水清洗，因为在丝瓜表皮很可能有农药残留，正确的方法是用淘米水浸泡之后清洗。

◎淘米水清洗法

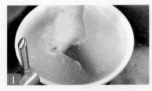 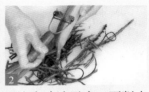 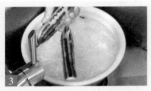

将丝瓜浸泡在淘米水中10分钟左右。 用流水冲洗干净，再削去外皮。 再用流水冲洗干净即可。

丝瓜切法

◎丝瓜经过刀工处理后，便于烹饪入味，食用方便。常见的丝瓜改刀法为切菱形块。

◎切菱形块

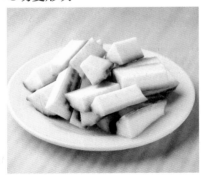

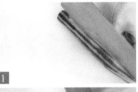 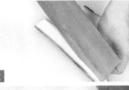

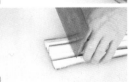 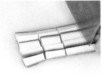

①将洗净去皮的丝瓜对半切开，一分为二。
②再切成条。
③叠放整齐，切成块。
④将剩余部分切块即可。

西红柿

Tomato

● 食用量 ●

每次2~3个

盛产季节

1月	2月	3月	4月	5月	6月	7月	8月	9月	10月	11月	12月
				夏、秋季							

『别名』

番茄、洋柿子
狼桃、番李子

『性味归经』

性凉，味甘、酸，
归肝、胃、肺经

『西红柿简介』 西红柿外形美观，色泽鲜艳，汁多肉厚，酸甜可口，既是蔬菜，又可作果品食用。

『营养成分』 富含有机碱、番茄碱和维生素A、B族维生素、维生素C，以及钙、镁、钾等矿物质。

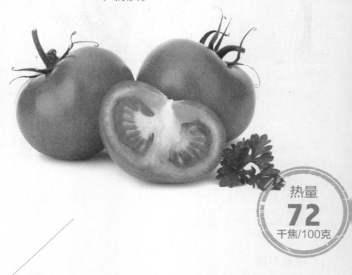

热量
72
千焦/100克

认识西红柿

食 材 功 效

❶西红柿中含有丰富的抗氧化剂，可以防止自由基对皮肤的破坏，具有明显的美容抗皱的效果。

❷西红柿所含苹果酸、柠檬酸等有机酸，能促使胃液分泌，加速对脂肪及蛋白质的消化。

❸西红柿中的番茄红素具有抑制脂质过氧化的作用，能减少自由基的破坏，抑制视网膜黄斑变性，维护视力。

一般人都适宜，特别是高血压、急慢性肾炎、肝炎、夜盲症、近视眼患者，但脾胃虚寒者及女性月经期间不宜进食。

烹 饪 指 南

❶青色未熟的西红柿不宜食。
❷烧煮时稍加些醋，就能破坏其中的有害物质——番茄碱。
❸把开水浇在西红柿上，或者把西红柿放入开水里焯一下，西红柿的皮就能很容易的被剥掉了。
❹把西红柿的蒂放正，依照纹理小心地切下去，就能使西红柿不流汁。

美 味 菜 肴

『西红柿炖牛腩』

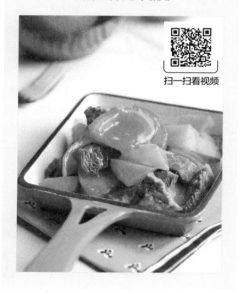

扫一扫看视频

实 用 小 偏 方

❶将鲜熟西红柿去皮和子后捣烂敷患处，每日2～3次，可治真菌、感染性皮肤病。
❷轻度消化性溃疡患者，可将榨取的西红柿和马铃薯汁各半杯混合后饮用，每天早晚各1次，连服10次，溃疡可愈。
❸将西红柿洗净当水果吃，连吃半月，即可治愈牙龈出血。
❹取西红柿汁和西瓜汁各半杯混合饮用，每小时饮1次，可退高热。

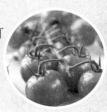

西红柿的种类

◎桃太郎西红柿

果实品质优，桃圆形，大小较均匀。色泽鲜艳，浓桃红色。果肉厚，不易腐烂。口感鲜甜。

◎六月红西红柿

果实近圆形或椭圆形，皮薄，肉质细嫩而黏滑，品质佳，商品性好。

◎多毛西红柿

花瓣为黄色，一般为5枚。果实直径1.5～2.5厘米，绿白色，有长的茸毛，种子暗褐色，顶端光滑。

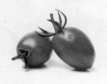

◎荷兰圣女果

小果品种，被誉为"果中极品"。单果重14克左右，鲜红长椭，肉甜质硬，皮薄但耐贮运。

◎直立西红柿

果实呈圆球形、扁圆形或扁平形，表面平滑或有菱形。主要有火红色和粉红色果实两种。

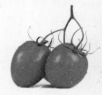

◎李形西红柿

花少，7朵左右，花中等大小。果实小，果重15～20克，果色有红、黄、粉红色等，种子少。

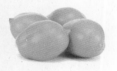

◎梨形西红柿

水果型小番茄，果皮和果肉均为黄色，果实味道佳。有着果形新奇、观赏性强、风味独特的特征。

◎普通西红柿

花序有总状或复总状，花从少数到多数。果实有各种形状，各种颜色，大小不一。

◎长圆形西红柿

花有多有少，通常具有7朵。果实有火红、粉红及深黄等颜色。

◎大叶西红柿
果实有圆形、扁圆形及扁平形等多种，有的也有椭圆形。果色有火红、粉红或黄色等多种。

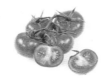

◎串西红柿
又名穗番茄。果实成熟后能长时间保留在果穗上不脱落。果实紧贴在花穗上，整串果实排列优美。果肉硬，抗裂，耐贮运。

◎秘鲁西红柿
植株为多年生匍匐性植物，茎易弯曲。表面平滑，或带有茸毛。果实呈圆形或近圆形，直径1～2厘米，果实上有茸毛。

西红柿选购

❶观外形：西红柿一般以果形周正，无裂口、虫咬，圆润、丰满、肉肥厚，心室小者为佳，不仅口味好，而且营养价值高。

❷看颜色：挑选富有光泽、色彩红艳的西红柿，不要购买着色不匀、花脸的西红柿。有蒂的西红市较新鲜，蒂部呈绿色的更好；如果蒂部周围是棕色或茶色的，那就可能是裂果或部分已腐坏了的。西红柿按果皮的颜色可分为大红的、橙红的、粉红的和黄色的，养颜应选择颜色深红或橙色的食用，含有较多番茄红素、胡萝卜素等抗氧化成分，而不要选黄色的。

❸掂重量：质量较好的西红柿手感沉重，如若是个大而轻的说明是中空的西红柿，不宜购买。

西红柿储存

西红柿如果在常温状态下存放，就不能储存很久，为了更好地保存，可采用冰箱冷藏法。

❶通风储存法：放入食品袋中，扎紧口，放在阴凉通风处，每隔一天打开袋子口袋透透气，擦干水珠后再扎紧。如塑料袋内附有水蒸气，应用干净的毛巾擦干，然后再扎紧袋口。

❷冰箱冷藏法：将西红柿装到保鲜袋中，注意放西红柿时需蒂头朝下分开放置，若将西红柿重叠摆放，重叠的部分会较快腐烂，之后放入冰箱冷藏室进行保存，可保存一周左右。

西红柿清洗

◎西红柿不宜直接用清水清洗，因为表皮有农药残留，清水洗不干净，正确的方法是用食盐水或者加果蔬清洗剂清洗。

◎食盐清洗法

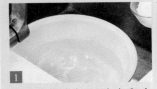
1
在洗菜盆中加入清水和少量的食盐，放入西红柿。

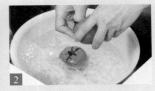
2
浸泡几分钟。

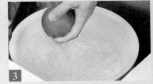
3
用手搓洗西红柿表面，并摘除蒂头。

◎果蔬清洗剂清洗法

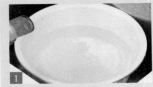
1
在洗菜盆里注入清水，并加入少量的果蔬清洗剂。

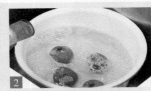
2
西红柿放入水中，将果蔬清洗剂搅匀，搓洗表面。

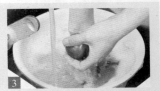
3
再用清水多次冲洗，沥干水分即可。

西红柿切法

◎西红柿经过刀工处理后，便于烹饪，食用方便，味道更加鲜美。常见的西红柿改刀法有切滚刀块、切片、切丁等。

◎切片

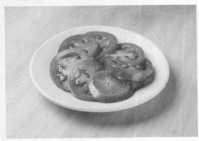

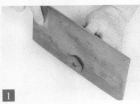
1

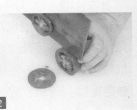
2

①取洗净的西红柿，从边缘开始切片。
②依次将整个西红柿切片即可。

◎切丁

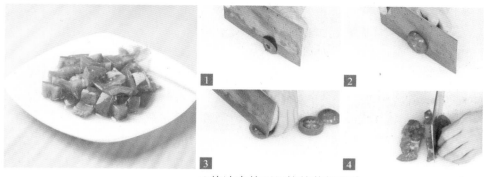

①将洗净的西红柿的蒂部切除。
②将西红柿切成大圆块。
③再将大圆块切条。
④西红柿条摆放整齐，再逐一切成丁即可。

◎切滚刀块

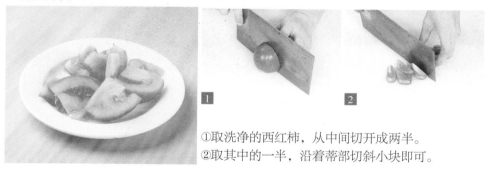

①取洗净的西红柿，从中间切开成两半。
②取其中的一半，沿着蒂部切斜小块即可。

◎切半圆片

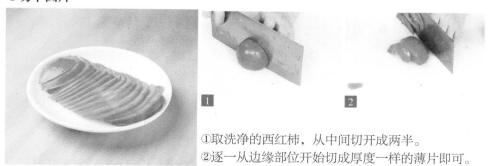

①取洗净的西红柿，从中间切开成两半。
②逐一从边缘部位开始切成厚度一样的薄片即可。

茄子

Eggplant

● 食用量 ●
每次约85克

盛产季节											
1月	2月	3月	4月	5月	6月	7月	8月	9月	10月	11月	12月

5~11月

『别名』

矮瓜、昆仑瓜
落苏、酪酥

『性味归经』

味甘，性凉，
归脾、胃、大肠经

『茄子简介』 茄子是为数不多的紫色蔬菜之一，也是餐桌上十分常见的家常蔬菜。原产印度，我国各地普遍有栽培。

『营养成分』 蛋白质、脂肪、糖类、维生素，以及钙、磷、铁等多种营养成分。特别是维生素P的含量很高。

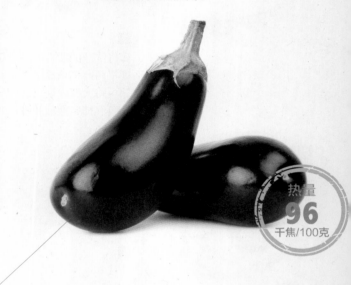

热量
96
千焦/100克

认识茄子

食 材 功 效

❶茄子含丰富的维生素P，能增强人体细胞间的附着力，增强毛细血管的弹性，降低毛细血管的脆性及渗透性，防止微血管破裂出血，使心血管保持正常的功能。
❷茄子含有龙葵碱，能抑制消化系统肿瘤的增殖，对于防治胃癌有一定的效果。
❸茄子含有维生素E，有防止出血和抗衰老的功能。

一般人群均可食用。茄子可清热解暑，对于容易长痱子、生疮疖的人尤为适宜。茄子性凉，脾胃虚寒、哮喘者不宜多吃。

烹 饪 指 南

❶切开的茄子可用清水浸泡，烹制前再捞出来，这样可以防止茄子变黑。
❷茄子皮营养丰富，在烹饪茄子时，最好不要去皮。
❸做茄子不要用大火油炸，降低烹调温度可减少茄子吸油量，可以有效地保持茄子的营养保健价值。

美 味 菜 肴

『洋葱肉末茄子』

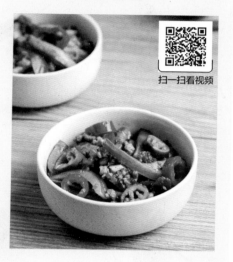

扫一扫看视频

生 活 小 妙 招

我们可以选择新鲜的茄子，用刀切成小片，擦面部有雀斑的位置，直到擦红为止，有助于雀斑的淡化。

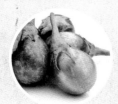

实 用 小 偏 方

❶生白茄子30～60克，煮后去渣，加蜂蜜适量，每日两次分服，可治年久咳嗽。
❷生茄子切开，搽患部，可治蜈蚣咬伤和蜂蜇。
❸茄子根煎水，趁热熏洗患处，可治冻疮。
❹茄子蒂还可以预防口腔溃疡。

茄子的种类

◎矮茄
植株较矮，果实小，呈卵形或长卵形。

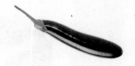

◎长茄
果实呈细长棒状。

◎圆茄
果实大，呈圆球、扁球或椭圆球形。

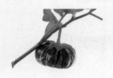

◎灯笼红茄
体型小，果实形似灯笼，带红色。

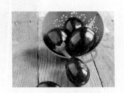

◎小圆茄
绿柄，茄身为深紫红色，品质优。

茄子选购

❶观外形：茄子以果形均匀周正，无裂口、腐烂、锈皮、斑点为佳品。

❷看颜色：以深黑紫色，具有光泽，蒂头带有硬刺的茄子最新鲜，反之带褐色或有伤口的茄子不宜选购。

茄子储存

❶通风储存法：用保鲜袋或保鲜膜把长茄子包裹好，放入干燥的纸箱中，置于阴凉通风处保存即可。

❷冰箱冷藏法：用草纸将茄子包好，再装入保鲜袋中，放在冰箱冷藏室保存即可。

茄子清洗

◎茄子不宜直接用清水清洗，因为表皮上很可能附有农药残留，仅用清水难以彻底洗干净。更好的方法是用食盐水或者淘米水清洗。

◎食盐清洗法

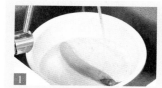

1 将茄子放入盛有清水的盆中。

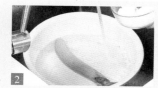

2 在水中加适量的食盐，浸泡10~15分钟。

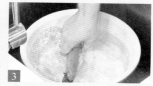

3 用手将茄子在水中搓洗一下。

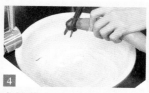

4 去掉蒂。

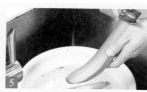

5 把茄子的皮削掉。

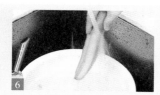

6 用清水冲洗干净，沥干水即可。

◎淘米水清洗法

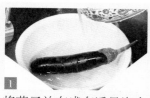

1 将茄子放在盛有适量淘米水的盆中，浸泡15分钟。

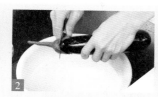

2 捞出，削去蒂。

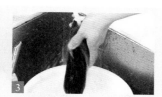

3 用清水将茄子冲洗干净，沥干水即可。

茄子切法

◎茄子经过刀工处理后，便于烹饪，食用方便，味道更加鲜美。常见的茄子改刀法有切花刀、滚刀块、条、丝、丁等。

◎切丝

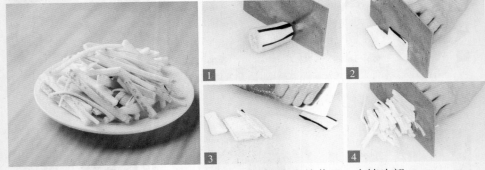

①取一段洗净去皮的茄子，去掉头部。
②纵向顶刀切成薄片。
③将整个茄子段用此方法全部切成薄片。
④把茄片整齐放好，顶刀切成细丝。

◎切丁

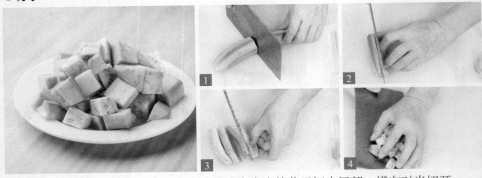

①将洗净去皮的茄子切去尾部，横向对半切开。
②取其中一截茄子纵向对半切。
③将茄子切成粗条状。
④将粗条摆放整齐，一端对齐，顶刀切成丁状。

◎切花刀

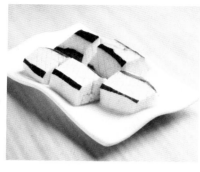

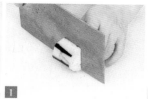

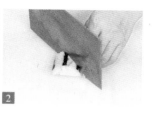

①取一段洗净去皮的茄子段，切成大块状。
②将茄子块切面朝下放好，斜刀切网格型花纹。

◎切滚刀块

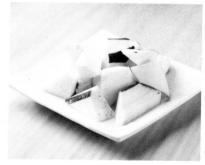

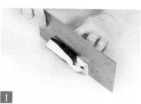

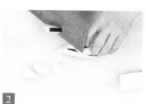

①取一段洗净去皮的茄子，纵向切成厚块。
②将茄子片平放，斜刀切成滚刀块。

◎切条

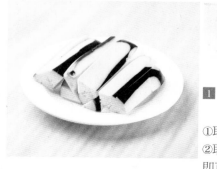

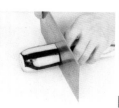

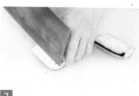

①取一个洗净去皮的茄子，将茄子切成几段。
②取其中一段茄子，纵向对半切，平放，切成条状
即可。

黄瓜

Cucumber

- **食用量**
  每次100～500克

『黄瓜简介』 黄瓜，也称青瓜，属葫芦科植物，广泛分布于中国各地，为主要的温室产品之一。

『营养成分』 蛋白质，糖类，维生素B$_1$、维生素C、维生素E、胡萝卜素、烟酸，钙、磷、铁等。

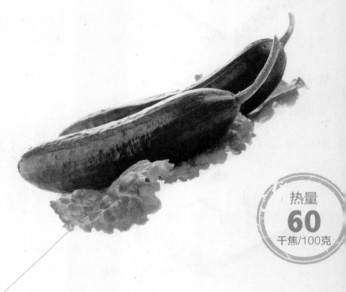

热量
60
千焦/100克

盛产季节											
1月	2月	3月	4月	5月	6月	7月	8月	9月	10月	11月	12月

春、夏季

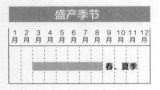

『别名』

青瓜、胡瓜
刺瓜、王瓜

『性味归经』

性凉，味甘，
入肺、胃、大肠经

认识黄瓜

食材功效

❶黄瓜中含有的葫芦素C，具有提高人体免疫功能的作用，经常食用黄瓜，可达到抗肿瘤的目的。

❷黄瓜中含有丰富的维生素E，可起到延年益寿、抗衰老的作用。

❸黄瓜中所含的丙醇二酸，可抑制糖类物质转变为脂肪，有利于减肥强体。

一般人群均可食用。热病患者、肥胖、高血压、高血脂、水肿、癌症、嗜酒者可以多食；脾胃虚弱、腹痛腹泻、肺寒咳嗽者都应少吃；因黄瓜性凉，胃寒患者需慎食。

烹 饪 指 南

❶黄瓜中维生素较少，因此吃黄瓜时应同时吃些其他的蔬果。

❷黄瓜尾部含有较多的苦味素，苦味素有抗癌的作用，所以不要把黄瓜尾部全部丢掉。

美 味 菜 肴

『清凉姜汁黄瓜片』

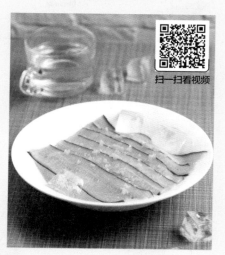

扫一扫看视频

实 用 小 偏 方

❶将一根黄瓜切碎，用滤纸将黄瓜汁挤入杯中，直接饮用，能够消除酒精中毒的症状。

❷夏季容易出现脚发热，用黄瓜的切口摩擦脚底，可以迅速消除热感。

❸如果皮肤晒黑了，可以将切成薄片的黄瓜贴在脸上，敷一段时间，等黄瓜片干燥后再更换新的。

❹黄瓜片贴在眼睛上，可以消除眼睛疲劳和眼皮肿胀，对缓解哭泣后的眼睛红肿同样有效。

❺黄瓜切成薄片，临睡前贴在脸上，第二天早晨去掉，能让皮肤变得光滑。

黄瓜的种类

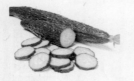

◎粤秀一号

瓜棒形,长33厘米,早熟,适宜春秋露地栽培。皮比一般黄瓜都要厚,耐储藏。

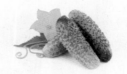

◎新泰密刺

该品种茎粗,主蔓结瓜,回头瓜也多。果实长25厘米左右。

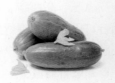

◎汉中秋瓜

汉中地方品种。果实较小,表皮淡绿色,刺瘤少。耐高温,抗病性强。

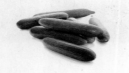

◎荷兰小黄瓜

果实长约10厘米,果皮无棘,肉质香甜,表皮柔嫩光滑,口感脆嫩,瓜味浓郁,可当水果生吃。

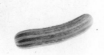

◎兴绿菜瓜

瓜皮深绿色,夹有浅白色条纹,果实长粗棒形。果肉未熟时青白色,肉厚,腔小,脆嫩可口。

◎长春密刺

表皮深绿色,刺瘤小而密,棱不明显。

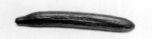

◎欧盛2号油瓜

果实深绿色,光滑无刺;瓜条顺直,整齐均匀。果肉厚,产量高。

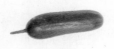

◎F1水果黄瓜

果实长约10厘米,果皮无棘,肉质香甜。家庭室内四季可播种。

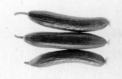

◎日本小黄瓜

蔓生,生长势强,抗病、耐热。瓜短棒形,瓜皮浅绿色,肉质脆嫩,清香。

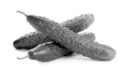

◎津春四号青瓜

主蔓结瓜，较早熟，长势中等。瓜长棒形，长35厘米。适宜春秋露地栽培。

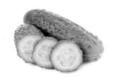

◎园丰元6号青瓜

瓜条直顺，深绿色，有光泽，白刺，刺瘤较密，瓜把短，品质优良，产量高。

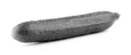

◎早青二号

广东省农科院蔬菜所育成的华南型黄瓜一代杂种，生长势强。瓜圆筒形，皮色深绿，瓜长21厘米。

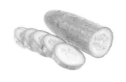

◎海阳白玉黄瓜

又名"梨园白"。叶色浅绿，瓜色浅白绿色，有光泽，无棱沟，刺瘤少，果肉白色，质脆。

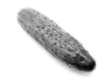

◎北京大刺瓜

生长势中等，果实棒状。果实内部种子少，单性结实性强。肉脆味香，品质极佳。

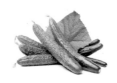

◎中农8号

瓜条棒形，瓜把短，瓜皮色深绿、有光泽，瘤小，刺密、白色，无棱，肉质脆、味甜，品质佳。

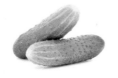

◎锡金黄瓜

果实大，果短圆筒或长圆筒形，皮色浅，瘤稀，刺黑或白色。皮厚，味淡。喜湿热，严格要求短日照。

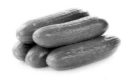

◎碧玉黄瓜

欧洲光皮水果型黄瓜一代杂种，瓜条直，果肉厚，种子腔小，无刺，瓜色碧绿，口味清香脆嫩。

◎太白黄瓜

重庆地方品种。果实棒形，皮乳白色，棱不明显，刺瘤稀疏。味较淡。中早熟。

黄瓜选购

❶**观外形**：应选择条直、粗细均匀的瓜。带刺、挂白霜的瓜为新摘的鲜瓜，瓜鲜绿、有纵棱的是嫩瓜。瓜条肚大、尖头、细脖的畸形瓜，是发育不良或存放时间较长而变老所致。

❷**摸软硬**：挑选新鲜黄瓜时应选择有弹力的、较硬的为最佳。瓜条、瓜把枯萎的，说明采摘后存放时间长了。

黄瓜储存

❶**冰箱冷藏法**：保存黄瓜时，将表面的水分擦干，再放入保鲜袋中，封好袋后放冰箱冷藏即可。

❷**塑料袋装藏法**：小型塑料食品袋，每袋装1~1.5千克，松扎袋口，放入室内阴凉处，夏季可贮藏4~7天，秋冬季室内温度较低可贮藏8~15天。

黄瓜清洗

◎黄瓜不宜直接用清水清洗，因为表皮上可能有农药残留，仅用清水难以洗净。较为彻底的方法是用食盐水或者果蔬清洗剂清洗。

◎**食盐清洗法**

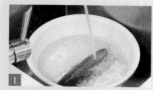
将黄瓜简单冲洗一下。

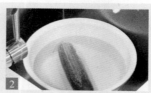
加入少量的食盐，搅拌均匀，浸泡15分钟。

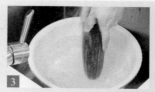
用清水冲洗干净，沥干水即可。

◎**果蔬清洗剂清洗法**

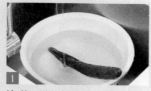
将黄瓜放在水中，滴入果蔬清洗剂，浸泡15分钟。

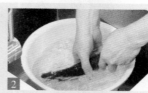
用手搓洗一下。

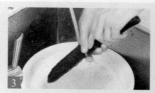
用清水冲洗几遍，沥干水即可。

黄瓜切法

◎黄瓜经过刀工处理后，便于烹饪入味，食用也方便。常见的黄瓜改刀法有切菱形块、连刀片等。

◎切连刀片

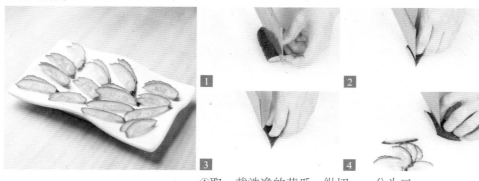

①取一截洗净的黄瓜，纵切，一分为二。
②取半边黄瓜，切面朝下。
③在靠近边缘的位置切一刀，不要切断。
④第二刀切片时将片切断，直至切完为止。

◎切菱形块

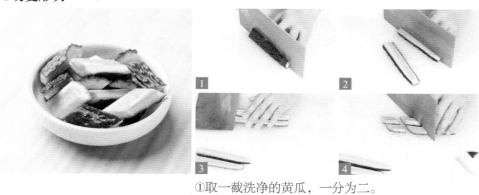

①取一截洗净的黄瓜，一分为二。
②将黄瓜切成粗条。
③用平刀法去除黄瓜瓤。
④将黄瓜条摆放整齐，斜刀把其切成菱形块。

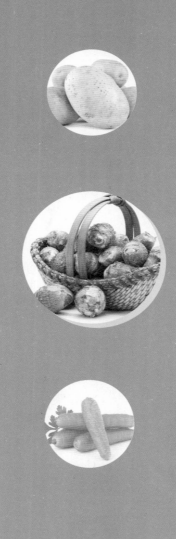

PART 4

根 茎 类

根茎类蔬菜是指介于粮食与蔬菜之间的蔬菜，如马铃薯、甜薯、芋头等，含淀粉较多，可供给人体较多的热量。通常根茎类蔬菜的营养价值不如叶菜类，但含钙、磷、铁等矿物质比较丰富。有的还含有丰富的淀粉，有的则含有丰富的胡萝卜素。

萝卜

Ternip

● **食用量** ●
每次50～100克

盛产季节											
1月	2月	3月	4月	5月	6月	7月	8月	9月	10月	11月	12月
秋、冬季											

『**别名**』

萝白、萝欠
菜头、紫花菜

『**性味归经**』

性平，味甘、辛，
入肺、脾经

『萝卜简介』 萝卜和胡萝卜都是很常见的根类蔬菜，其中萝卜原产我国。有"冬吃萝卜夏吃姜，一年四季保安康"的说法，萝卜深受大众的喜爱。

『营养成分』 膳食纤维、钙、磷、铁、钾、维生素C和叶酸的含量较高。

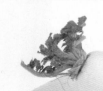

热量
64
千焦/100克

认识萝卜

食材功效

❶萝卜所含热量较少，纤维素较多，吃后易产生饱胀感，这些都有助于减肥。

❷萝卜能诱导人体自身产生干扰素，增强机体免疫力，并能抑制癌细胞的生长。

❸萝卜中的芥子油和粗纤维可促进胃肠蠕动，有助于体内废物的排出。

适合人群

一般人群均可食用，但阴盛偏寒体质、脾胃虚寒者等不宜多食。胃及十二指肠溃疡、慢性胃炎、单纯甲状腺肿、先兆流产、子宫脱垂等患者忌食萝卜；萝卜性偏寒凉而利肠，脾虚泄泻者慎食或少食。

烹饪指南

❶萝卜主泻、胡萝卜为补，所以二者最好不要同食。若要一起吃，应加些醋来调和，以利于营养吸收。

❷萝卜种类繁多，生吃以汁多辣味少者为好，平时不爱吃凉性食物者以熟食为宜。

美味菜肴

『川味烧萝卜』

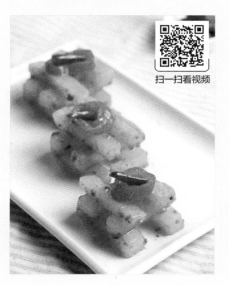

扫一扫看视频

生活小妙招

切开的萝卜搭配清洁剂擦洗厨房台面，将会产生意想不到的清洁效果。将萝卜汁加等量的温开水，用于洗脸，可使皮肤清爽光滑。

实用小偏方

❶嗓子疼时，生吃萝卜能消肿止痛。

❷轻度醉酒时，喝萝卜汤，可以醒酒。

❸用萝卜煮水洗脚，能止脚汗和治脚臭。

❹咳嗽不止或发生慢性气管炎，可把萝卜汁当茶喝，能止咳定喘。

萝卜的种类

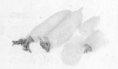

◎白萝卜

根肉质，长圆形、球形或圆锥形，根皮绿色、白色、粉红色或紫色。皮薄、肉嫩、多汁，味甘不辣。

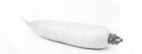

◎改良汉白玉萝卜

韩国引进品种。叶数少，根皮纯白，光滑，长圆筒形。极耐抽薹，膨大快，裂根及须根少。

◎大缨萝卜

肉质根长30厘米左右，肉质淡绿色，质地较松脆，微甜，辣味小，主要适用于熟食菜用。

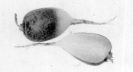

◎小缨萝卜

入土部分皮白色，尾根较细。肉质翠绿色，生食脆甜、多汁，味稍辣，主要用作生食。

◎天津青萝卜

又称卫青萝卜，细长圆筒形，皮翠绿色，尾端玉白色。整个萝卜上部甘甜少辣味，至尾部辣味渐增。

◎青萝卜

品质新鲜、翠绿色，形状细长端正。肉质致密，色呈淡绿色，水多味甜、微辣，是著名的生食品种。

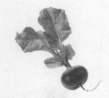

◎灯笼红萝卜

肉质根粉红色近圆形，小根小顶，肉质白色细腻，纤维少，质甜而脆，生食鲜嫩。

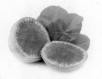

◎心里美萝卜

约1/2露出地面，淡绿色间有紫红色，入土部分黄白色。肉质致密多汁，味甜，深紫红。

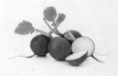

◎樱桃萝卜

一种小型萝卜，因其外貌与樱桃相似，故取名为樱桃萝卜。根皮红色，瓤肉白色。

萝卜选购

◎购买萝卜时，可根据外形、颜色来判断其品质优劣。

❶观外形：应选择个体大小均匀，根形圆整者。若萝卜最前面的须是直直的，大多情况下，萝卜是新鲜的；反之，如果萝卜根须部杂乱无章，分叉多，那么就有可能是糠心萝卜。

❷看颜色：新鲜萝卜色泽嫩白，应选择表皮光滑、皮色正常者。

萝卜储存

◎买来的萝卜一时吃不完，可采取以下方法进行保存：

❶通风储存法：萝卜最好能带泥存放，如果室内温度不太高，可放在阴凉通风处保存。

❷冰箱冷藏法：如果买到的萝卜已清洗过，则可以用纸包起来放入塑料袋中，放入冰箱冷藏室储存。

萝卜清洗

◎萝卜不宜直接用清水清洗，因为表皮上有农药残留，仅用清水不能洗干净。正确的方法是用食盐水或苏打水浸泡之后清洗，还可用毛刷刷过之后再洗。

◎食盐清洗法

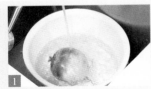

1 将萝卜放在盆中，注入适量清水。

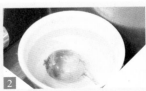

2 倒入少量的食盐，搅拌均匀，浸泡15分钟左右。

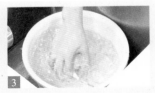

3 捞出之后用清水冲洗干净，沥干水即可。

◎苏打清洗法

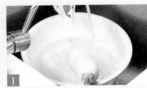

1 将萝卜放在清水中，倒入少量苏打粉。

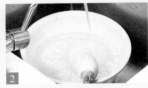

2 搅拌均匀，浸泡10分钟左右。

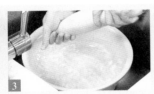

3 将萝卜捞出，用清水冲洗干净，沥干水即可。

萝卜切法

◎萝卜经过刀工处理后，便于烹饪，食用方便，味道更加鲜美。常见的改刀法有切块、切片、切条、切丝等。

◎切菱形块

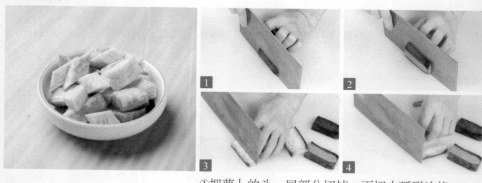

①把萝卜的头、尾部分切掉，再切去弧形边缘。
②纵向从中间切开，即成梯形块。
③从梯形块中间纵向对切，即成粗条。
④把粗条整齐堆放，切成菱形块即可。

◎切片

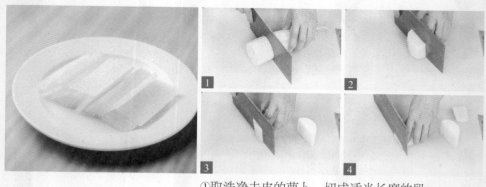

①取洗净去皮的萝卜，切成适当长度的段。
②将萝卜段竖放，用刀纵向切成两半。
③切去弧形边缘。
④将萝卜块平放，顶刀将萝卜块切成薄片即可。

◎切丝

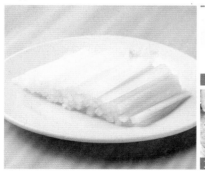
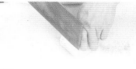
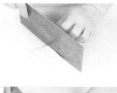
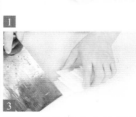
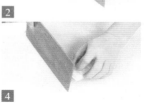

①取一截洗净去皮的萝卜，顶刀纵向切成薄片。
②将整段萝卜都切成薄片。
③将切好的薄片用刀压平。
④把切好的薄片摆整齐，切成细丝即可。

◎切块

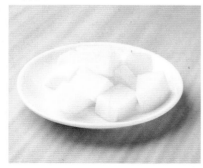

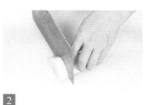

①取一段洗净去皮的萝卜，对半切开，一分为二。
②将萝卜纵向切成厚片，再横向切块即可。

◎切滚刀块

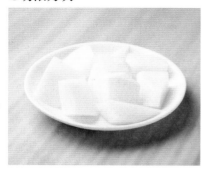
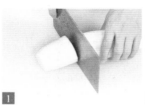
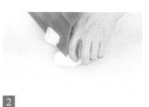

①在去皮洗净的萝卜上切取一段，切成厚片。
②斜刀切下一块，转动再切第二刀，依此切完。

胡萝卜

Carrot

● 食用量 ●
每次约70克

盛产季节											
1月	2月	3月	4月	5月	6月	7月	8月	9月	10月	11月	12月
			秋、冬季								

『别名』

红萝卜、黄萝卜
番萝卜、丁香萝卜

『性味归经』

性温，味甘、辛，
归肺、脾经

『胡萝卜简介』 胡萝卜为伞形科，原产地中海沿岸，我国栽培甚为普遍，以山东、河南、浙江、云南等省种植最多，品质亦佳。

『营养成分』 富含胡萝卜素、维生素B_1、维生素B_2，以及钙、铁、磷等矿物质。

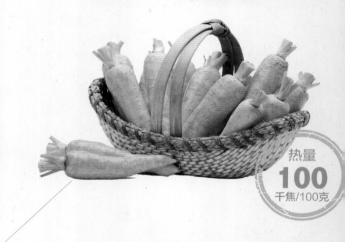

热量
100
千焦/100克

认识胡萝卜

食材功效

❶胡萝卜含有大量胡萝卜素，有补肝明目的作用，可辅助治疗夜盲症。

❷胡萝卜含有植物纤维，吸水性强，在肠道中体积容易膨胀；是肠道中的"充盈物质"，可加强肠道蠕动，从而利膈宽肠，通便防癌。

❸ 胡萝卜中的胡萝卜素在人体内转变成维生素A，有

助于增强机体的免疫功能，在预防上皮细胞癌变的过程中具有重要作用。胡萝卜中的木质素也能增强机体免疫机制，间接消灭癌细胞。

❹胡萝卜还含有降糖物质，是糖尿病人的良好食品，其所含的某些成分，如槲皮素、山柰酚能增加冠状动脉血流量，降低血脂，促进肾上腺素的合成，还有降压、强心作用，是高血压、冠心病患者的食疗佳品。

『荷兰豆炒胡萝卜』

扫一扫看视频

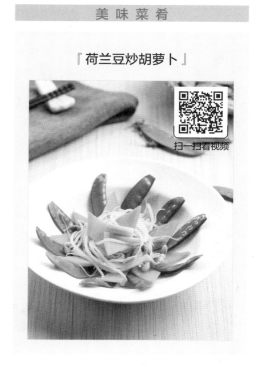

适 合 人 群

一般人都可食用，尤其适宜癌症、高血压、夜盲症、干眼症患者，以及营养不良、食欲不振、皮肤粗糙者。但据美国抑制受精卵的形成妇科专家研究发现，妇女过多食用胡萝卜后，摄入的大量胡萝卜素会引起闭经和抑制卵巢的正常排卵功能。因此，欲生育的妇女不宜多吃胡萝卜。

烹 饪 指 南

❶不要食用切碎后水洗或久浸泡于水中的胡萝卜。
❷烹饪胡萝卜时不宜加醋太多，以免损失胡萝卜素。
❸不提倡生食，类胡萝卜素因没有脂肪而很难被吸收，会造成浪费。

胡萝卜的种类

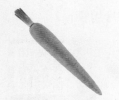

◎ 红森属杂交品种
芯细，根色、芯呈色着色好，有甜味，口感好。

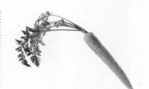

◎日本杂交胡萝卜
红心，表皮光滑，品质佳。食用方法多样。

◎改良新黑田五寸
根形良好，光滑，品质极佳。

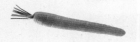

◎超级红芯胡萝卜
皮、肉、芯呈浓鲜红色，芯细，无黄圈，肉质根圆柱形且根形整齐，尾部钝圆。表皮光滑，有光泽，口感好，品质优良。

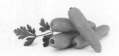

◎汉城六寸胡萝卜
皮及芯部呈鲜红色，肉身为长圆筒形，长18～23厘米，重250克左右，抗病性强，高产品种。亦可风干，适宜炒或炖食。

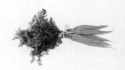

◎法国阿雅胡萝卜
早熟品种，根形好，芯部颜色佳。长19～20厘米，宽5.5～6厘米。根形好，收尾渐细，根皮橘红色。

胡萝卜选购

❶观外形：选购胡萝卜，以形状规整、表面光滑且芯柱细的为佳。

❷看颜色：选色泽鲜嫩，表皮、肉质和芯柱均呈橘红色的。

胡萝卜储存

❶通风储存法：可用报纸包好，放在阴暗处保存。

❷冰箱冷藏法：胡萝卜存放前不要用水冲洗，只需将胡萝卜的"头部"切掉，然后放入冰箱冷藏即可。

红薯

Sweet potato

● **食用量** ●
每次约130克

盛产季节

1月	2月	3月	4月	5月	6月	7月	8月	9月	10月	11月	12月
									10~11月		

『**别名**』
番薯、甘薯
红苔、白薯

『**性味归经**』
性平，味甘，
归脾、胃经

『红薯简介』 相传红薯最早由印第安人培育，经菲律宾传入中国，因而又名"番薯"，是一种物美价廉的大众食品。

『营养成分』 富含糖类，膳食纤维，生物类黄酮，维生素A、维生素C、胡萝卜素，钾等矿物质。

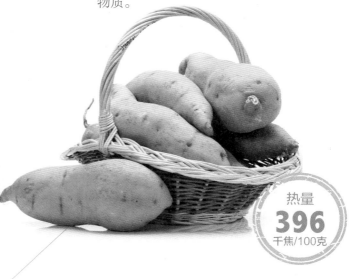

热量
396
千焦/100克

认识红薯

食材功效

❶红薯含钾、β-胡萝卜素、叶酸、维生素C和维生素B_6，这几种成分均有助于预防心血管疾病。

❷红薯中富含的膳食纤维，有促进胃肠蠕动、预防便秘和结肠直肠癌的作用。

❸红薯中含有一种类似雌性激素的物质，对保护皮肤、延缓衰老有一定的作用。

❹红薯是低脂肪低热能的食物，同时能有效地阻止糖类变为脂肪，有利于减肥健美、通便排毒、改善亚健康。

『拔丝红薯』

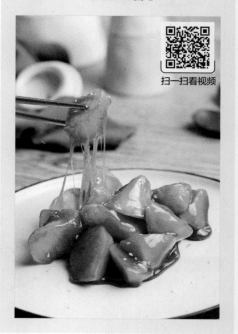

扫一扫看视频

适 合 人 群

一般人群都可食用，但不宜过多食用。湿阻脾胃、气滞食积者应慎食。

烹 饪 指 南

❶如果将红薯作为零食食用，一定要蒸熟煮透再吃，因为红薯中的淀粉颗粒不经高温破坏，难以消化。
❷吃红薯时应当配合其他的谷类食物。单吃的话，由于蛋白质含量较低，会导致营养摄入不均衡。所以，传统的将红薯切成块，和大米一起熬成粥其实是最科学的。

实用小偏方

❶红薯叶加油、盐炒熟，一次吃完，一天两次，可治便秘。
❷生红薯叶，捣烂，加红糖，贴腹脐，可治大小便不畅。
❸每天早晚用红薯粉调服，可治遗精。

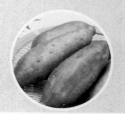

红薯的种类

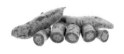

◎日本川山紫黑红薯
该品种薯块纺锤形，整齐均匀，耐贮藏易保鲜。

◎日本黄金薯
从日本引进，橘黄皮，深红肉，维生素含量高，口感极好，是红薯中的珍品。

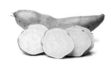

◎泰红3号
该品种结薯早而集中，且好种易管。

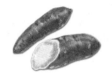

◎花心王
从日本引进。薯形似纺锤，薯肉紫红与白相间，美观漂亮。生食脆甜，熟食清香甜软，纤维少，含有多种保健成分。

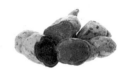

◎美国特短蔓黑薯
纺锤形，薯皮紫红近黑色，肉紫黑鲜艳，熟后成黑色，香甜面沙，营养成分比其他红薯高一倍，含硒量高，属抗癌食品。

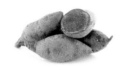

◎紫金薯
薯肉为紫色的红薯品种。紫红薯含有丰富的矿物质，钙的含量比土豆高5倍，镁的含量相当于胡萝卜的3倍。

红薯储存

❶**通风储存法**：红薯买回来后，可放在外面晒一天后，放到阴凉通风处。

❷**冰箱冷藏法**：如果条件允许，可以将红薯用报纸包起来，放在冰箱保鲜室，这样红薯保存时间会更长，而且不会发芽。

红薯选购

❶**观外形**：应选纺锤形状者为最佳，并且还要看表面是否光滑。

❷**看颜色**：表皮呈褐色或有黑色斑点的红薯，是受到了黑斑病菌的污染。

❸**闻气味**：要用鼻子闻一闻是否有霉味。发霉的红薯含酮毒素，不可食。

洋葱

Onion

● 食用量 ●
每次约50克

盛产季节											
1月	2月	3月	4月	5月	6月	7月	8月	9月	10月	11月	12月

■ 5月底至6月上旬

『 别名 』

葱头、球葱
圆葱、玉葱

『 性味归经 』

性温，味甘、微辛，
入肝、脾、胃、肺经

『洋葱简介』 洋葱外边包着一层薄薄的皮，或白，或黄，或紫，在国外它被誉为"菜中皇后"。

『营养成分』 不仅含钾、维生素C、叶酸、锌、硒等营养素，更有两种特殊的营养物质——槲皮素和前列腺素A。

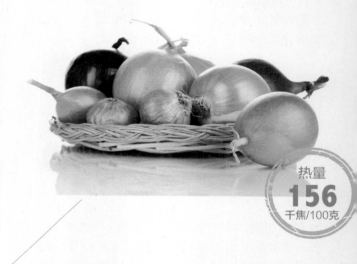

热量
156
千焦/100克

认识洋葱

食 材 功 效

❶洋葱是为数不多的含前列腺素A的植物之一，是天然的血液稀释剂，能扩张血管、降低血液黏度，从而能预防血栓发生。

❷洋葱能帮助细胞更好地分解葡萄糖，同时降低血糖，供给脑细胞热能，是糖尿病、神志萎顿患者的食疗佳蔬。

❸洋葱中含有可降血糖的有机物，能起到较好的降低血糖和利尿的作用。

❹其所含的微量元素硒是一种很强的抗氧化剂，能消除体内的自由基，增强细胞的活力和代谢能力，具有防癌抗衰老的功效。

适 合 人 群

一般人均可食用，特别适宜高血压、高血脂、动脉硬化等心血管疾病患者，以及糖尿病、癌症、急慢性肠炎、痢疾患者、消化不良者。凡有皮肤瘙痒性疾病、眼疾、胃病，以及肺、胃发炎者少吃。另外，洋葱辛温，热病患者应慎食。

美 味 菜 肴

『红油洋葱拌猪肚』

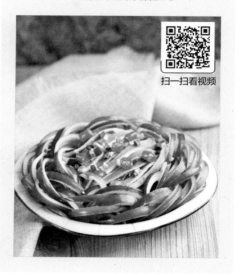

扫一扫看视频

烹 饪 指 南

❶洋葱切去根部，剥去老皮，洗净泥沙，生、熟食均可。

❷洋葱是西餐的主要蔬菜之一，可以做汤、配料、调料和凉拌菜。

实 用 小 偏 方

把洋葱洗净切薄片，再加几片莴苣叶子，然后倒入苹果醋，没过洋葱即可。这种吃法可以辅助治疗多年的便秘，稳定血压，还能有效改善睡眠。

洋葱的种类

◎上海红皮洋葱

葱头外表紫红色，鳞片肉质稍带红色，扁球形或圆球形，直径8～10厘米。表现为早熟至中熟。

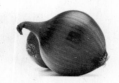

◎北京紫皮洋葱

鳞茎扁圆形，鳞茎外皮红色，肉质鳞片浅紫红色。鳞片肥厚，水分较多，是做西餐的好食材。

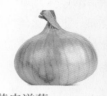

◎黄皮洋葱

葱头黄铜色至淡黄色，鳞片肉质，微黄而柔软，组织细密，辣味较浓。产量比红皮种低，品质较好。

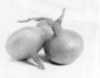

◎日本黄冠洋葱

鳞茎高球形，外皮橙黄色，亮丽光泽。球重280克左右，甚耐储运。

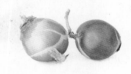

◎捷球洋葱

极早生品种，在温暖地区4月上旬至中旬可收。球形甲高，球重约300克。

◎大宝洋葱

鳞茎圆球形，外皮铜黄色，品质好，是出口的最佳品种。大宝洋葱最具有保健作用。

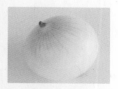

◎白皮白玉洋葱

最适合种植的纬度为30°～48°，圆球形，直径8厘米左右。表皮及肉质雪白色，球形统一。

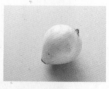

◎新疆白皮洋葱

鳞茎扁圆形，成熟鳞茎的外皮白色、膜质，肉质鳞片白色，质地脆嫩，甜味重，辣味轻。

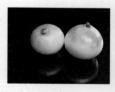

◎美国白皮洋葱

鳞茎近圆球形，硕大，外皮白色，品质好，产量高，较耐储存，储藏期为2～3个月。

洋葱选购

❶观外形：表皮越干越光滑越好。
❷看颜色：最好可以看出透明表皮中带有茶色的纹理。

洋葱储存

丝袜储存法：把洋葱装进不用的丝袜里，在每个中间打个结，吊在通风的地方即可。

洋葱清洗

◎洋葱剥去外皮之后可直接用清水清洗，但更好的方法是用食盐水或温水浸泡之后清洗。

◎食盐清洗法

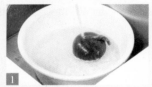

1 在放有洋葱的盆中注入适量的清水。

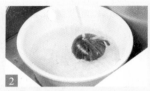

2 在清水中加入少量食盐。

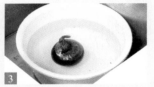

3 拌匀，浸泡10～15分钟。

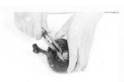

4 将浸泡好的洋葱捞出，切去两头。

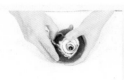

5 剥去外面的老皮。

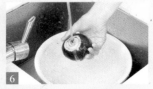

6 用流水冲洗干净，沥干水即可。

◎温泡清洗法

1 在盛有清水的容器中加入适量的热水，兑成温水。

2 将洋葱浸泡在温水中10～15分钟。

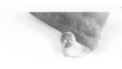

3 捞出后切去头部。

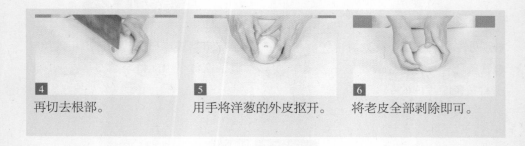

4 再切去根部。

5 用手将洋葱的外皮抠开。

6 将老皮全部剥除即可。

洋葱切法

◎洋葱经过刀工处理后，便于烹饪，食用方便，味道更加鲜美。常见的改刀法有切块、条、丝、丁等。

◎切块

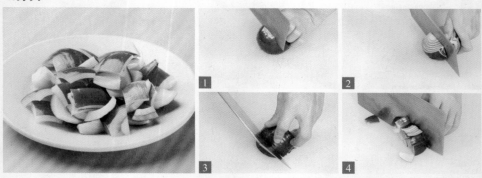

1

2

3

4

①将整个去皮洗净的洋葱切开成两半。
②再将洋葱对半切开，切去不平整的边角。
③将洋葱切口向下放好，纵向切几刀。
④将洋葱放好，距离边缘2厘米处切开成小块。

◎切丁

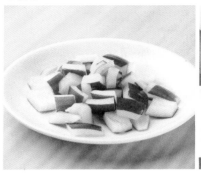
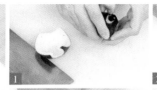
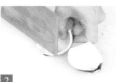
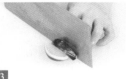
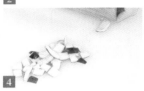

①取洗净去皮的洋葱剥成一片一片的。
②将剥开的洋葱片切去边缘部分。
③将洋葱放好，切成粗条状。
④将粗条横向切成大小适中的丁状。

◎切条

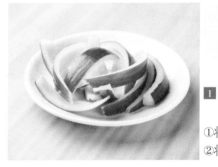
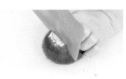
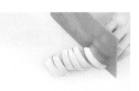

①将整个洗净去皮的洋葱对半切开。
②将剥开的洋葱片切成条状即可。

◎切丝

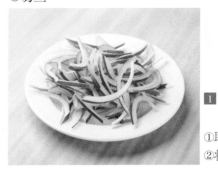
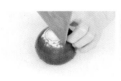
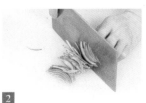

①取整个洗净去皮的洋葱，一分为二。
②将洋葱斜放在砧板上，用刀纵向切成细丝即可。

莴笋

Lactuca sativa

● 食用量 ●
每次约60克

盛产季节											
1月	2月	3月	4月	5月	6月	7月	8月	9月	10月	11月	12月

1～4月

『别名』
莴苣、莴苣笋
莴苣菜、莴菜

『性味归经』
性凉，味甘、苦，
入肠、胃经

『莴笋简介』 莴笋原产地中海沿岸，约在七世纪初经西亚传入我国。莴笋分茎用和叶用两种。

『营养成分』 含有糖类、蛋白质、脂肪、大量膳食纤维，以及钾、磷、钙、钠等矿物质和维生素A、B族维生素。

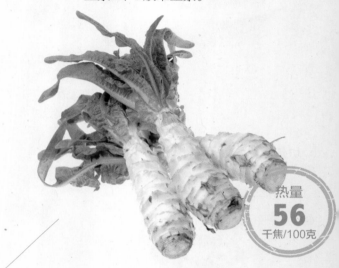

热量
56
千焦/100克

认识莴笋

食材功效

❶莴笋中含有胰岛素的激活剂——烟酸，糖尿病人经常吃莴笋，可改善糖的代谢功能。

❷莴笋中含有一定量的微量元素锌、铁，特别是铁元素，很容易被人体吸收，经常食用新鲜莴笋，可以防治缺铁性贫血。

❸莴笋有增进食欲、刺激消化液分泌、促进胃肠蠕动

等功能。

❹莴笋含有多种维生素和矿物质，具有调节神经系统功能的作用。

『香辣莴笋丝』

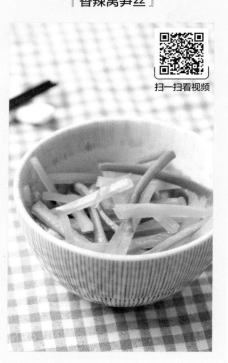

扫一扫看视频

适 合 人 群

一般人群均可食用，老人儿童尤其适合。但莴笋中的一些特定物质对视神经有刺激作用，故视力弱者不宜多食，有眼疾特别是夜盲症的人也应少食。

烹 饪 指 南

❶莴笋适用于烧、拌、炝、炒等烹调方法，也可用它做汤和配料等。

❷莴笋怕咸，盐要少放才好吃。

❸焯莴笋时一定要注意时间和温度，焯的时间过长、温度过高会使莴笋绵软，失去清脆的口感。

实 用 小 偏 方

❶莴笋捣烂后的汁液和米酒一起喝，可以行血脉，通乳汁，用于产后乳汁不下。

❷莴笋叶捣碎后，敷在肚脐上，可以辅助治疗小便不通、尿血。

莴笋的种类

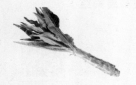

◎北京紫叶莴笋

北京市地方品种。叶片披针形，心叶紫红色，叶面皱缩少。基部带紫晕，皮厚，纤维多，肉质黄绿色，质地嫩脆，味甜。

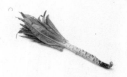

◎北京鲫瓜笋

茎用类型。叶浅绿色，长倒卵形，叶面微皱，稍有白粉。肉质茎纺锤形，中下部稍粗，两端渐细。肉质致密，嫩脆，水分多。

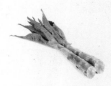

◎成都挂丝红莴笋

长势较强，叶簇较紧凑。叶片呈倒卵形，叶面微皱，叶柄着生处有紫红色斑块。茎肉绿色，品质好。

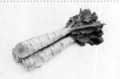

◎二青皮莴笋

叶簇半直立，先端钝尖，叶缘微波状，有浅锯齿。叶面黄绿色，茎皮草绿色，肉淡绿色。肉质细嫩，味甜，品质好。

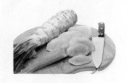

◎白叶尖莴笋

重庆地方品种。皮淡绿色，叶片多，茎粗，节密，皮淡绿色，肉略带黄色，品质好。有较高的营养价值。

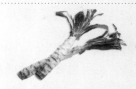

◎锣锤莴笋

长沙地方品种。叶簇较平展。叶片浅绿色，着生较密。肉质茎皮，肉皆绿色，肉质脆嫩，清香，品质好。

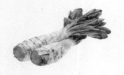

◎白叶莴笋

株洲地方品种。肉质茎皮，肉皆白绿色，根棒状，质脆清香，品质好。可风干加工成干品，保存较长时间。

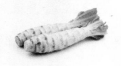

◎二白皮莴笋

成都地方品种。圆叶种，叶直立，倒卵圆形，浅绿色，叶面微皱。

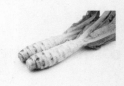

◎双尖莴笋

贵州地方品种。尖叶种，叶披针形，绿色。最适合腌渍食用，味道鲜美。

莴笋选购

❶**观外形**：以茎粗大，中下部稍粗或呈棒状，外表整修洁净，基部不带毛根，叶片距离较短为最佳。

❷**看颜色**：莴笋颜色呈浅绿色，鲜嫩水灵，有些带有浅紫色为最佳。

❸**看肉质**：以皮薄、质脆、水分充足，笋条不空心，表面无锈色为好。

莴笋储存

❶**通风储存法**：新鲜莴笋在阴凉通风处可放2～3日。

❷**冰箱冷藏法**：直接用保鲜袋装好，放入冰箱冷藏，约可保鲜一周。需要注意的是，应与苹果、梨子和香蕉分开，以免诱发褐色斑点。

❸**容器储存法**：将莴笋放入盛有凉水的器皿内，水淹至莴笋主干1/3处，放置室内3～5天，叶子仍呈绿色。

莴笋清洗

◎买来的莴笋不宜直接用清水清洗，因为上面很可能有农药、化肥残留，清水洗不干净，正确的方法是用食盐水或者淀粉水清洗。

◎淀粉清洗法

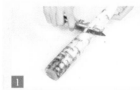

1 将莴笋的表皮和根部去除，再切成两截。

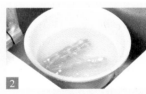

2 放在注有清水的盆中。

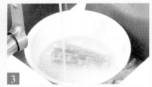

3 加2～3勺淀粉，搅匀，浸泡10～15分钟。

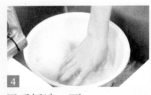

4 用手抓洗一下。

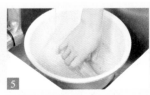

5 加清水漂洗。

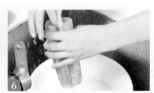

6 最后用清水冲洗一遍，沥干即可。

◎莴笋经过刀工处理后，便于烹饪入味，食用方便。常见的改刀法有切滚刀块、切片、切条、切丝、切丁等。

◎切丝

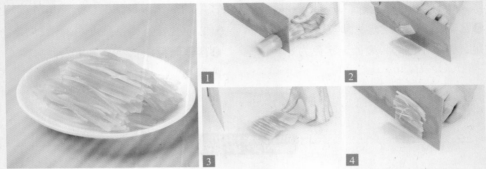

①取一截洗净削皮的莴笋，从中间切成两截。
②取其中的一截开始切成薄片。
③把莴笋截全部切成同样的薄片，摆放整齐。
④将薄片切成细丝即可。

◎切丁

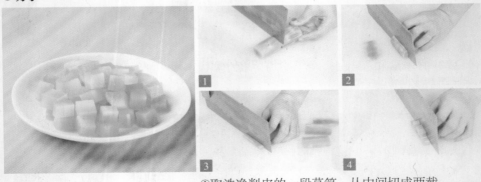

①取洗净削皮的一段莴笋，从中间切成两截。
②沿着莴笋边切一块，翻过来再切一块。
③将莴笋块切成条状。
④将不整齐的莴笋块切平整，摆齐，切成丁即可。

◎切滚刀块

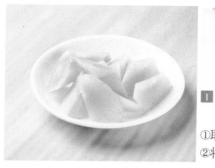

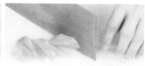

①取一截洗净削皮的莴笋，切下第一刀。
②将莴笋转动一下，切下第二刀，依次切成滚刀块。

◎切片

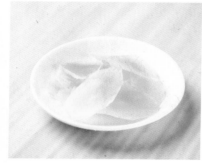

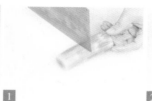

①取一截洗净削皮的莴笋，从中间斜切成两截。
②从切口处斜刀切片依此将整截莴笋切成薄片。

◎切条

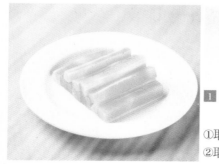

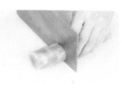

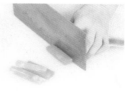

①取洗净削皮的莴笋，切成几截。
②取其中一截，切成大块再改刀，切成均匀的条状。

土豆

Potato

● 食用量 ●
每次约130克

盛产季节											
1月	2月	3月	4月	5月	6月	7月	8月	9月	10月	11月	12月

■6月中旬

『别名』
马铃薯、洋芋
馍馍蛋

『性味归经』
性平，味甘，
归胃、大肠经

『土豆简介』 土豆是一种具有粮食、蔬菜和水果等多重特点的优良食品，在我国被列入七种主要粮食作物之中。

『营养成分』 富含糖类，特别是淀粉质含量高，还含有蛋白质、脂肪、维生素等，并含有丰富的钾盐。

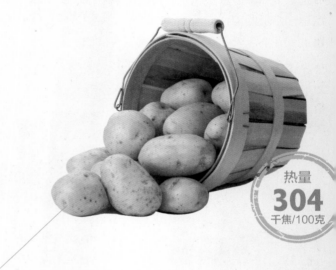

热量
304
千焦/100克

认识土豆

食材功效

❶土豆中含有丰富的膳食纤维，有助于促进胃肠蠕动，疏通肠道。

❷含有丰富的维生素B_1、维生素B_2、维生素B_6和泛酸等B族维生素，以及大量的优质纤维素，具有抗衰老的功效。

❸土豆中含有的抗菌成分，有助于预防胃溃疡。

一般人都可食用，但肠胃不佳、经常肚胀和拉肚子的人不宜吃土豆。

烹 饪 指 南

❶食用土豆时一定要去皮，特别是要削净已变绿的皮。

❷土豆去皮以后，如果等待下锅，可以放入冷水中，再向水中滴几滴醋，可以保持外表洁白。

❸土豆由于表面大多凹凸不平，削皮时经常连皮带肉一起削掉，十分浪费。如果把土豆放在开水中煮一下，然后再用手直接剥皮，就可很快将皮去掉，而且烹调后味道也更加鲜美。

美 味 菜 肴

『酸辣土豆丝』

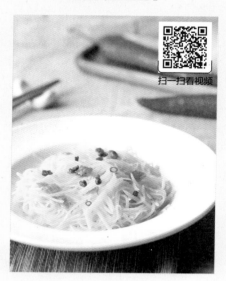

扫一扫看视频

实 用 小 偏 方

❶土豆有呵护肌肤、保养容颜的功效。新鲜土豆汁液直接涂敷于面部，增白作用十分显著。土豆对眼周皮肤也有显著的美颜效果，将熟土豆切片，贴在眼睛上，能减轻下眼袋的浮肿。

❷把马铃薯洗净，切碎捣烂成糜，敷患处，用纱布包好，每昼夜换药4~6次，两三天后便能缓解湿疹。

❸如果身心疲惫、面容憔悴，用土豆泥加柠檬汁，即能有效减轻脸的不适感。

土豆的种类

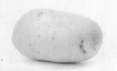

◎夏波地土豆
块茎较大，长形。白皮白肉，表皮光滑，芽眼浅。可炒、炖、煮或涮火锅。

◎费乌瑞土豆
块茎长椭圆形，大而整齐，芽眼浅，表皮光滑。

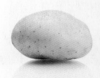

◎陇署6号土豆
块茎扁圆形，淡黄皮白肉，芽眼较浅。含淀粉量最多，可做辅助食品，如薯条、薯片。

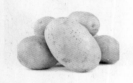

◎新大坪土豆
株型半直立，分枝中等。茎绿色，叶片肥大，墨绿色，花白色。薯块椭圆形，白皮白肉。

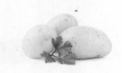

◎紫花白土豆
白皮白肉，是我国目前种植面积较大的品种之一。

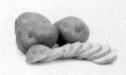

◎底西芮土豆
含丰富的膳食纤维，有助于促进胃肠蠕动，疏通肠道。

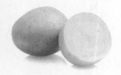

◎大西洋土豆
大西洋土豆表皮光滑，薯形圆，芽眼浅而少，淀粉含量高，炸出的薯片相当白，颜色好，口感也好。

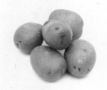

◎红皮土豆
结薯集中，薯块大，长椭圆形，薯肉黄色，薯皮紫红色且厚薄适中。薯形端正美观，一致性较好，芽眼较浅，耐贮藏。

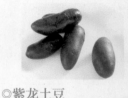

◎紫龙土豆
块茎椭圆长筒形，深紫皮，切开后薯肉全部为晶莹剔透的深紫色，无一点杂色，这是其不同于其他品种的一大特征。

土豆选购

❶**观外形**：土豆的外形以肥大而匀称为好，特别是以圆形的为最好。土豆表皮深黄色，皮面干燥，芽眼较浅，无物理损伤，不带毛根，无病虫害，无发芽、变绿和蔫萎现象的为好。

❷**看颜色**：土豆分黄肉、白肉两种，黄的较粉，白的较甜。还有就是要看土豆皮有没有绿色，如有则代表有发芽的迹象，不宜选购。

土豆储存

❶**通风储存法**：应把土豆放在背阴的低温处，切忌放在塑料袋里保存，否则塑料袋会捂出热气，让土豆发芽。

❷**冰箱冷藏法**：将土豆不洗直接装在保鲜袋中，放进冰箱冷藏室保存，可以保存一周左右。

❸**埋沙储存法**：可以把土豆归置在一起，放在家里背光的通风处，用沙覆盖，以保持温度和干燥。

土豆清洗

◎土豆不宜直接用清水清洗，因为在表皮可能有化肥残留，清水不能彻底清洗，正确的方法是用食盐水浸泡之后清洗，或者借助钢丝球来清洗。

◎食盐清洗法

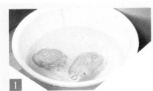

1 土豆放入盆中，注入适量清水。

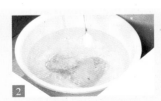

2 加适量盐，搅拌均匀。

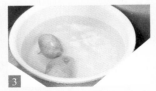

3 浸泡10～15分钟。

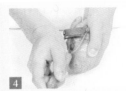

4 用刮皮刀刮去皮。

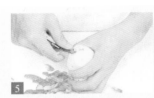

5 将土豆的凹眼处剜去。

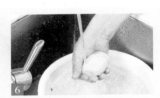

6 最后用流动水冲洗干净，沥干水备用。

土豆切法

◎土豆经过刀工处理后，便于烹饪，食用方便，味道更加鲜美。常见的土豆改刀法有切块、切片、切条、切丝、切丁等。

◎切菱形片

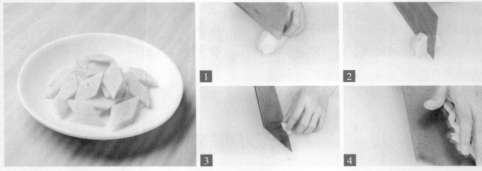

①取一块洗净去皮的土豆，从中间横向切开。
②再将切好的土豆纵向一分为二。
③土豆块用斜刀法切成若干斜方块。
④将切好的斜块摆放整齐，切成菱形片即可。

◎切丝

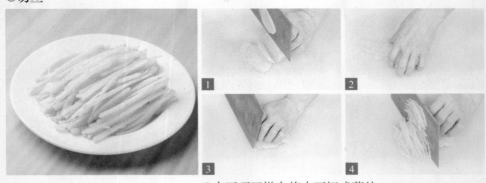

①土豆顶刀纵向将土豆切成薄片。
②将切好的薄片收拢。
③将薄片呈阶梯形摆放整齐。
④顶刀纵向切成细丝，装盘即可。

◎切条

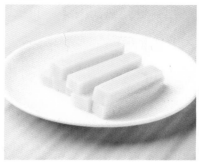
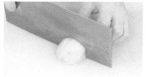
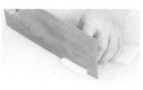

①取洗净去皮的土豆半个，对切两半。
②土豆竖放，直切成稍厚的片，放平，纵向切成条。

◎切块

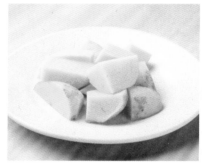
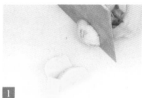
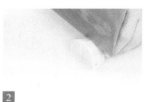

①取整个洗净去皮的土豆，纵向一分为二。
②切面朝下，纵向切开为两半，再横向切开成块状。

◎切丁

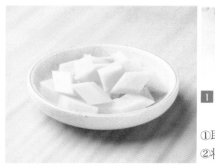
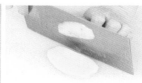
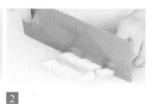

①取一个洗净去皮的土豆，纵向切成厚片。
②将土豆厚片切成粗条，放整齐后，再切成小丁。

凉薯

Yam bean

● 食用量 ●
每次约100克

盛产季节											
1月	2月	3月	4月	5月	6月	7月	8月	9月	10月	11月	12月
							秋季				

『别名』

地瓜、沙葛
土瓜、地萝卜

『性味归经』

性凉，味甘，
归胃经

『凉薯简介』 凉薯的块根肥大，肉洁白脆嫩多汁，比较美味。可生食，也可熟食。我国四川、湖北、重庆地区和台湾省栽培较多。

『营养成分』 含糖类、蛋白质，还含有维生素C等维生素和某些矿物质。

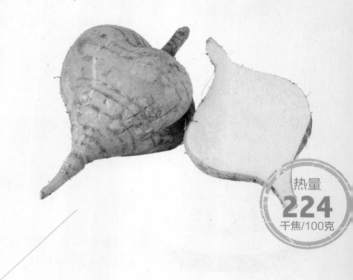

热量
224
千焦/100克

认识凉薯

食材功效

❶凉薯富含铜，铜是人体健康不可缺少的微量营养素，对于血液、中枢神经和免疫系统，头发、皮肤和骨骼组织，以及脑子、肝、心等内脏的发育和功能有重要影响。

❷凉薯富含糖类，能储存和提供热量，还可调节脂肪代谢，提供膳食纤维，增强肠道功能。

一般人均可食用凉薯，但胃寒病者勿食；体质为寒性、痛经女子在月经期间切勿食用生冷凉薯，糖尿病人也不可多吃。

烹 饪 指 南

❶准备一张烘焙用的锡纸，将锡纸亮面朝外，揉成一团，将凉薯表皮搓揉一遍，将搓揉过的凉薯放入清水盆中，凉薯的皮便悉数被刮掉，浮出水面了。

❷凉薯的种子和茎叶不宜食用，因为种子和茎叶含有鱼藤酮，会导致中毒。

美 味 菜 肴

『 蜜汁凉薯胡萝卜 』

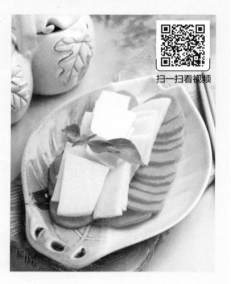

扫一扫看视频

实用小偏方

❶要治慢性酒精中毒，可用凉薯拌白糖服下。
❷鲜块根250克，嚼吃，可缓解酒醉口渴。

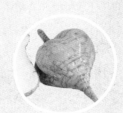

凉薯的种类

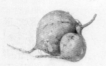

◎ 牧马山凉薯
植株的根为直根系、须根多。主根上端逐渐膨大成为扁圆形或纺锤形肉质块根。适合凉拌食用。

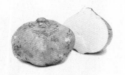

◎台湾马来种凉薯
近年才自马来西亚引进，为早熟种，块根为扁圆形，产量多，质量佳，贮藏性也不差。

◎遂宁凉薯
产于四川遂宁、重庆等。长势中等，块根圆锥形，表皮黄色，肉白色。单薯均重250克，味甜。

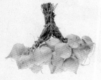

◎水东凉薯
又叫早凉薯，产于广东、广西，果实扁圆锥形，皮浅黄色，肉白色，水分多，鲜吃、蔬食均可。

◎田阳大凉薯
产于广西，分枝性强，块根扁圆锥形。皮淡黄色，肉白色，单薯重1.5～2.5千克。

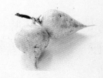

◎萍乡凉薯
产于江西萍乡，薯形纺锤形，表皮粗糙，淡黄白色，肉白色，单薯重2～2.5千克。

凉薯选购

❶观外形：以个大，表皮完好、无破损，根块周正，新鲜的为好。

❷看颜色：质量好的凉薯，皮的颜色一般很纯粹，切记勿买有黑斑的。

❸尝味道：口感脆嫩，水分多且味甜的适合选购。

凉薯储存

❶通风储存法：凉薯不能放在密封袋内保存，应保持干燥，放在阴凉处。

❷冰箱冷藏法：将凉薯直接用保鲜袋装好，放入冰箱冷藏室储存。

芦笋

Asparagus

● 食用量 ●
每次约50克

盛产季节											
1月	2月	3月	4月	5月	6月	7月	8月	9月	10月	11月	12月

4~5月

『别名』
龙须菜、青芦笋
石刁柏

『性味归经』
性凉，味苦、甘，
归肺经

『芦笋简介』 芦笋为百合科植物石刁柏的嫩茎，是一种高档而名贵的蔬菜，被誉为"世界十大名菜"之一。 在国际市场上享有"蔬菜之王"的美称。

『营养成分』 含有丰富的蛋白质、维生素、矿物质、天门冬酰胺、多种固体皂苷物质等。

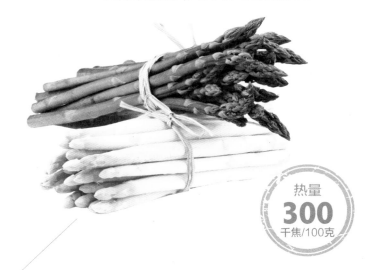

热量
300
千焦/100克

认识芦笋

食 材 功 效

❶芦笋中含有丰富的抗癌元素之王——硒，能阻止癌细胞分裂与生长，几乎对所有的癌症都有一定的疗效。

❷芦笋能清热利尿，易上火、患有高血压的人宜多食。

❸芦笋含叶酸较多，孕妇食用，有助于胎儿大脑发育。

❹芦笋中氨基酸含量高而且比例适当，对治疗心血管、泌尿系统疾病有很大的作用。

127

适合人群

一般人群均可食用，痛风和糖尿病人不宜食用。

烹饪指南

❶芦笋虽好，但不宜生吃，也不宜存放一周以上才吃，而且应低温避光保存。

❷芦笋中的叶酸很容易被破坏，所以若用来补充叶酸，应避免高温烹煮，最佳的食用方法是用微波炉小功率热熟。

美味菜肴

『扇贝肉炒芦笋』

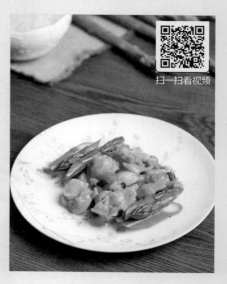

扫一扫看视频

实用小偏方

❶芦笋洗净切段，榨取汁液，倒入杯中，然后再放入冰块、凉开水，搅匀后饮用，可治消化不良。

❷将芦笋和黄芪、猪瘦肉一起煮着吃，可缓解妊娠反应。

❸芦笋放水中，加醋煮沸后泡脚，可治脚气。

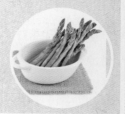

芦笋的种类

◎格兰德芦笋

格兰德是美国加利福尼亚大学选育而成的新品种。株型高大，嫩茎较粗，笋尖略带紫色，鳞片抱合紧凑。

◎芦笋王子

株型较高，长势较强。叶色深绿，嫩茎粗壮。笋条直顺，空心率低，质地较细嫩，笋尖鳞片抱合紧凑。

◎冠军芦笋

生长旺盛，白笋洁白，绿笋浓绿。笋条直，粗细均匀，质地细嫩，包头紧密，无空心，无畸形。

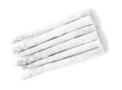

◎白芦笋

色泽洁白，笋尖鳞片抱合紧凑。笋条端正直顺，粗壮而均匀。不空心，不开裂，质地细腻，纤维含量低，多汁口感好。

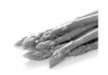

◎绿芦笋

色泽浓绿，笋体不带紫色，笋尖鳞片抱合紧凑。笋条端正直顺，粗壮而均匀。质地细腻，纤维含量低，营养物质的含量高。

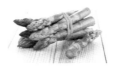

◎帝王芦笋

帝王芦笋种子是特为干旱或半干旱地区选育的。笋茎深绿色，笋个头较大，顶部紧实，植株生长势强，早熟，株型直立。

芦笋选购

选购时，可挑选外形直挺、颜色乳白、有蔬菜清香的芦笋。

芦笋储存

为了更好地保存芦笋，可以用报纸卷包芦笋，置于冰箱冷藏室，可维持两三天不坏。

竹笋

Bamboo shoot

● 食用量 ●
每次约25克

盛产季节											
1月	2月	3月	4月	5月	6月	7月	8月	9月	10月	11月	12月
冬季至次年春季											

『 别名 』
笋、毛笋
竹芽、竹萌

『 性味归经 』
性微寒，味甘，
归胃、大肠经

『竹笋简介』 竹笋，是竹的幼芽，也称为笋。竹为多年生常绿草本植物，原产中国，类型众多，适应性强，分布极广，食用部分为初生、嫩肥、短壮的芽或鞭。

『营养成分』 含蛋白质、脂肪、糖、维生素，以及钙、磷、铁等矿物质。

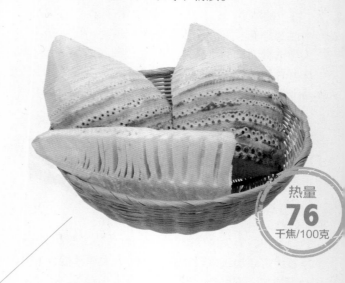

热量
76
千焦/100克

认识竹笋

食材功效

❶竹笋含有氮物质，构成了竹笋独有的清香，具有开胃、促进消化、增强食欲的作用。

❷竹笋含有的植物纤维可以促进胃肠蠕动，降低肠内压力，用于辅助治疗便秘，预防肠癌。

❸竹笋具有低糖、低脂的特点，富含植物纤维，可减少体内多余脂肪，消痰化瘀，辅助治疗高血压。

一般人群均可食用，胃溃疡、肾炎患者忌食。

烹饪指南

❶竹笋四季皆产，但春笋、冬笋味道最佳。

❷竹笋用温水煮好后熄火，自然冷却，再用水冲洗，可去涩味。

❸煮竹笋时，加放少量芝麻酱，不仅易软烂，而且芳香可口。

❹靠近笋尖部的地方宜顺切，下部宜横切，这样烹制时不但易熟烂，而且更易入味。

美味菜肴

『姬松茸竹笋汤』

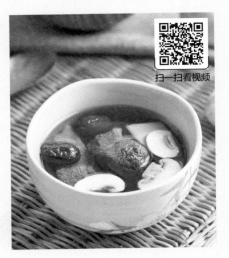

扫一扫看视频

实用小偏方

❶治便秘，可用鲜竹笋100克，炒菜、煮食均可。

❷急性病发热时的咳嗽，取冬笋50克，猪肉末50克，粳米100克，加适量食盐、葱末、麻油煮粥食用。

❸小儿患麻疹，可食嫩笋尖做的汤，使麻疹出透，缩短病期。

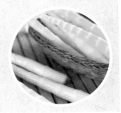

竹笋的种类

◎青竹笋
笋味佳，产量高，出笋季
节迟，深受群众喜爱。经
营的竹园发笋率一般高达
70%以上。

◎红壳竹笋
红壳竹别名红鸡竹、红
竹。箨带红色或红褐色，
笋味鲜美，产量较高，竹
竿粗大。

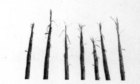

◎尖头青竹
茎粗4～6厘米，幼竿无明
显白粉，深绿色，节处带
紫色。笋绿色，圆锥形向
顶端削尖。

◎箭竹笋
笋紫红色，密被棕色刺
毛；背面或背面的上半部
被较密的黄色至黄褐色疣
基刺毛，纵向脉纹明显。

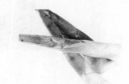

◎角竹笋
角竹为高产迟熟品种，5
月中旬至6月初出笋。角
竹产笋量高，是生产油焖
笋、清汁笋的良好材料。

◎哺鸡竹笋
高产、耐寒、耐盐碱，可
在含盐量0.1%～0.3%的
土壤上生长，适宜作沿海
防护林和高山绿化竹种。

◎早竹笋
早熟高产品种，笋味佳，
营养价值高，出肉率高，
是出肉率最高的竹种。

◎红哺鸡竹
又叫红竹、红壳竹。出笋
时竹笋呈红色。竹竿淡黄
色，分枝高，绿叶婆娑，
潇洒飘逸，挺拔坚韧。

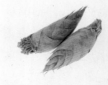

◎冬笋
笋形弯曲，基部呈尖状或
笋壳开裂老化的笋，不能
转化为春笋，可以采挖。

竹笋选购

购买竹笋时，可根据外形、颜色来判断其品质优劣。

❶**观外形**：竹笋节与节之间的距离要近，距离越近的笋越嫩。

❷**看颜色**：外壳色泽鲜黄或淡黄略带粉红，笋壳完整而饱满。

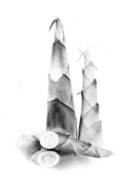

竹笋储存

竹笋在常温状态下存放，就不能储存很久，为了更好地保存，可用容器储存法、焯烫储存法、蒸煮保存法：

❶**容器储存法**：选取完整无损的冬笋，置于陶坛中，扎紧坛口，减少笋体水分蒸发。此法可保存30～50天。

❷**焯烫储存法**：用开水将竹笋烫至七八分熟，之后再用装满清水的容器装好，放在阴凉通风的地方，每天换一次水，可以保存一周左右不坏。

❸**蒸煮保存法**：将鲜笋剥除笋壳，下锅煮熟，摊放于竹篮中，挂通风处可保存7～15天。也可将煮熟的竹笋在火炕上烘干，冷却后装入保鲜袋密封，在-18℃的条件下冷藏，可存较长时间。

竹笋清洗

◎竹笋不宜直接带皮食用，因为上面有农药、化肥残留，应该去皮之后用清水冲洗再食用。

◎*削皮清洗法*

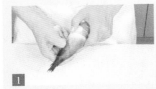

1

先将竹笋的外衣剥除。

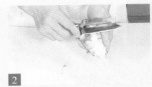

2

再用削皮刀将竹笋的硬皮削去。

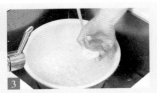

3

最后用清水冲洗干净，沥干水即可。

竹笋切法

◎竹笋经过刀工处理后，便于烹饪入味，食用方便。常见的改刀法有切滚刀块、菱形片、月牙片、丝、粒等。

◎切菱形片

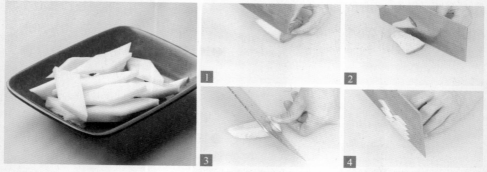

①取整个去皮洗净的竹笋，切去不完整边角。
②将竹笋纵向一分为二。
③切去头部，再切去尾部。
④最后将竹笋纵向切成菱形片即可。

◎切月牙片

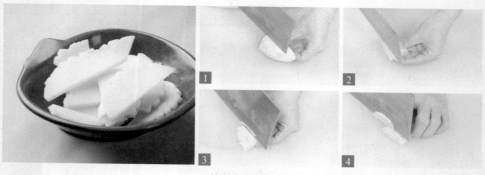

①竹笋切取一个带弧面的厚片。
②在弧面上斜切紧邻相对的两刀，都不切断。
③将两刀口之间的笋肉剔除，形成一道槽口，在弧面上切出多个槽口。
④将厚片切成多个薄片，就形成了多个月牙片。

◎切丝

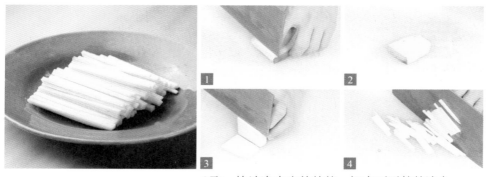

①取一块洗净去皮的竹笋，切去不平整的边角。
②切去竹笋的底部，切成平整的方块。
③顶刀将竹笋切成薄片。
④将薄片摆放整齐放平，切成细丝即可。

◎切滚刀块

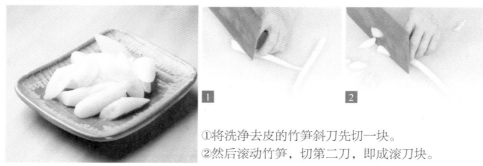

①将洗净去皮的竹笋斜刀先切一块。
②然后滚动竹笋，切第二刀，即成滚刀块。

◎切粒

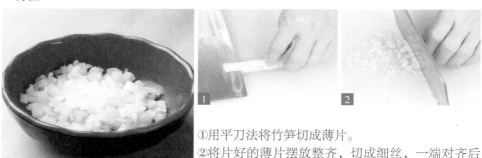

①用平刀法将竹笋切成薄片。
②将片好的薄片摆放整齐，切成细丝，一端对齐后
再切，即成粒状。

莲藕

Lotus root

●食用量●
每次约200克

盛产季节
1月 2月 3月 4月 5月 6月 7月 8月 9月 10月 11月 12月
秋季

『别名』
藕、藕节
湖藕、果藕

『性味归经』
性凉，味辛、甘，
归肺、胃经

『莲藕简介』 莲藕，微甜而脆，原产于印度，后来引入中国。它的根根叶叶、花须果实，无不为宝，都可滋补入药。

『营养成分』 营养价值很高，富含铁、钙等营养元素，还含维生素K、维生素C和蛋白质。

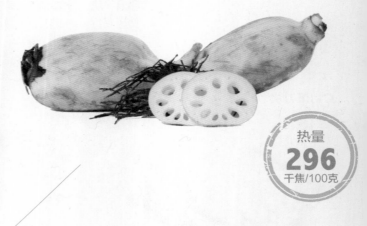

热量
296
千焦/100克

认识莲藕

食材功效

❶莲藕生用性寒，有清热凉血作用，可用来辅助治疗热性病症。

❷莲藕中含有黏液蛋白和膳食纤维，能减少人体对脂类的吸收。

❸莲藕散发出一种独特的清香，还含有鞣质，有一定的健脾止泻作用，能增进食欲、促进消化、开胃健中。

一般人群均可食用。对肝病、便秘、糖尿病等一切有虚弱之症的人十分有益，瘀血、吐血、鼻出血、尿血、便血的人以及产妇极为适合。需要注意的是，藕性偏凉，故产妇不宜过早食用，一般产后两周再吃为宜。

烹饪指南

❶藕可生食、烹食、捣汁饮，或晒干磨粉煮粥。熟食适用于炒、炖、炸及做菜肴的配料。

❷煮藕时忌用铁器，以免引起食物发黑。

美味菜肴

『湖南麻辣藕』

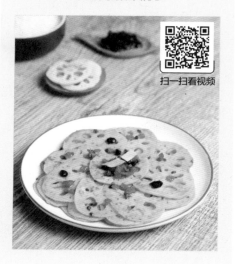

扫一扫看视频

生活小妙招

一般衣服上的食醋、酱油污渍，可用少量藕汁揉搓，再用清水洗，会洗得很彻底。

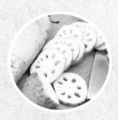

实用小偏方

❶将藕节捣汁饮用，并在鼻中滴3~4滴，每天2~3次，可治鼻出血。

❷将生藕节去毛洗净，用食盐腌2周。用时，取藕节，以开水冲洗后含服，每次含服1枚，每日2次，可治急性咽喉炎。

❸暑夏时节，将鲜藕洗净切片，加糖适量，煎汤代茶饮，可预防中暑。

137

莲藕的种类

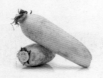

◎湖南泡子
藕皮稍带红色，亲藕5～6节，单重3～4千克，子藕发育特好。生食、熟食均可。

◎杭州白花藕
藕节粗短，肉厚，质脆，孔大，水分多，宜生食，淀粉含量最高。

◎重庆反背肘
花粉红色。叶较大，藕较粗，皮黄白色。适应性强，不择土，不耗肥。

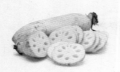

◎苏州花藕
藕身粗短圆整，皮色黄白，品质佳，脆嫩甜美，宜生食。开花极少或无花。药用价值最高。

◎江苏美仁红
中熟种，耐深水。藕身较长，长达1米以上，粗4～5厘米，一般3～4节。藕皮白色，肉米白色。

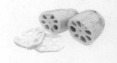

◎江苏小暗红
晚熟种。藕身较短，藕皮黄白色，肉米白色。单藕重1千克左右。含淀粉高，生食较差，宜熟食。

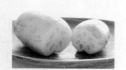

◎白莲藕
白莲藕是山东省茌平县特产，藕身洁白，口感鲜嫩，脆甜清新。食用方法多样。

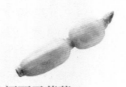

◎江西无花藕
早熟，生长旺盛，脆嫩味甜，品质优良。可捣碎，和米煮粥饭食。

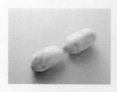

◎广州海南洲藕
节大而短，孔大。质嫩可口，宜生食。

莲藕选购

❶**观外形**：藕节之间的间距越大，则代表莲藕的成熟度越高，口感更好。因此可以挑选较粗短、两头均匀的藕节。

❷**看颜色**：莲藕的外皮应该呈黄褐色，肉肥厚而白。如果莲藕外皮发黑，有异味，则不宜食用。

❸**看通气孔**：如果是切开的莲藕，可以看看莲藕中间的通气孔，应选择通气孔较大的莲藕购买。

莲藕储存

❶**通风储存法**：没切过的莲藕可在室温中放置一周左右。

❷**冰箱储存法**：切过的藕用保鲜袋装好放在冰箱冷藏室，可保存一周左右。

❸**净水储存法**：将莲藕洗净，从节处切开，使藕孔相通，放入凉水盆中，使其沉入水底。置于低温避光处，夏天1~2天，冬天5~6天换一次水，这样夏天可保鲜10天，冬天可保鲜一个月。

莲藕清洗

◎莲藕清洗最主要的是通气孔里面的泥土的清洗，以下是几种可以把泥土洗净的方法：

◎插孔清洗法

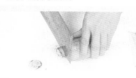

1 将藕节切去。

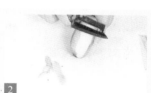

2 用削皮刀将藕皮削去。

3 将去皮的莲藕一分为二。

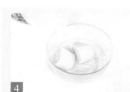

4 将莲藕放进小盆里，注入适量的清水。

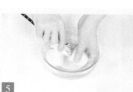

5 用裹上纱布的筷子擦洗莲藕的窟窿，再把水倒掉。

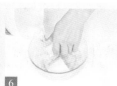

6 倒入清水清洗，沥干即可。

莲藕切法

◎莲藕经过刀工处理后，便于烹饪，食用方便，味道更加鲜美。常见的莲藕改刀法有切锯齿片、薄片、条、丁、末等。

◎切锯齿片

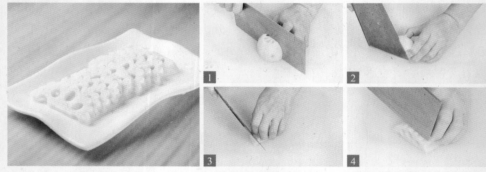

①将切好的莲藕段竖放，从中间一分为二。
②平放，用刀边缘先切一条小口。
③相应地再切一道口，去除两道口之间的藕条。
④依次切出多个同样的槽口，切成片即可。

◎切丁

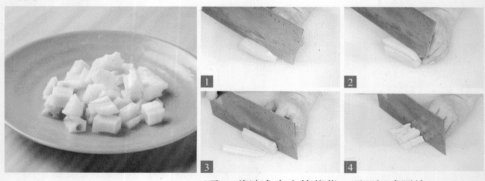

①取一截洗净去皮的莲藕，顶刀切成厚片。
②把切好的莲藕厚片叠放在一起，切下。
③切成粗条。
④将莲藕粗条平放整齐，切丁。

◎切末

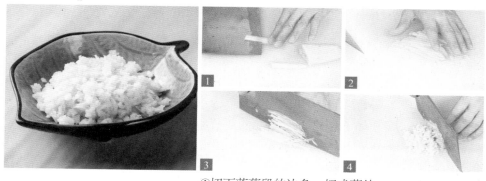

①切下莲藕段的边角，切成薄片。
②把切好的薄片摆放整齐。
③顶刀切成细丝状。
④把切好的藕丝放整齐，一端对齐，切成末即可。

◎切薄片

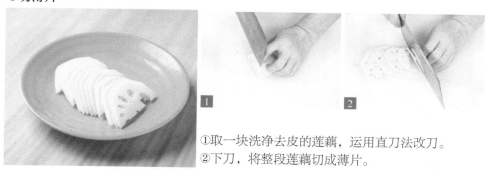

①取一块洗净去皮的莲藕，运用直刀法改刀。
②下刀，将整段莲藕切成薄片。

◎切条

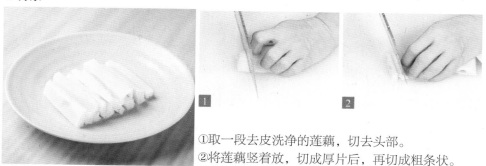

①取一段去皮洗净的莲藕，切去头部。
②将莲藕竖着放，切成厚片后，再切成粗条状。

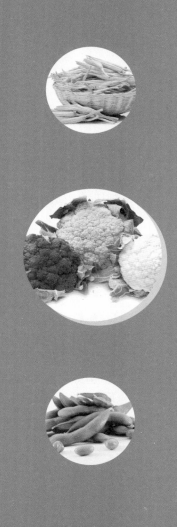

PART 5

花 菜 与 豆 类

花菜类是指以菜的花部作为食用部分的蔬菜，其富含蛋白质、脂肪、糖类、食物纤维、维生素及矿物质，不仅营养丰富，保健功效也很显著。在花菜类的蔬菜中，最常见的有花菜、西蓝花、黄花菜。豆类是部份蔬菜的种子，常见的有毛豆、豇豆、豌豆等。

花菜

Cauliflower

● 食用量 ●
每次约100克

| 盛产季节 | | | | | | | | | | | |
1月	2月	3月	4月	5月	6月	7月	8月	9月	10月	11月	12月
11月至次年4月											

『别名』
菜花、花椰菜
椰菜花、椰花菜

『性味归经』
性凉，味甘，
归胃、肝、肺经

『花菜简介』 花菜，为十字花科芸薹属一年生植物，与西蓝花（绿花菜）、圆白菜同为甘蓝的变种。

『营养成分』 含丰富的钙、磷、铁、维生素C、维生素A原、B族维生素、维生素K及蔗糖等。

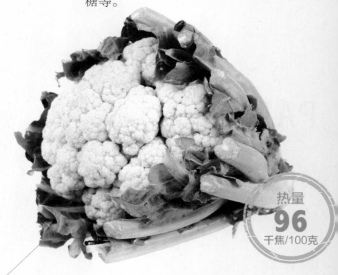

热量
96
千焦/100克

认识花菜

食 材 功 效

❶花菜能很好地补充身体所需的营养成分，从而提高身体素质和免疫力，具有强身健体的功效。

❷花菜不仅能疏通肠胃，促进胃肠蠕动，还可以降低血压、血脂、胆固醇含量。

❸另外，花菜还具有很好的抗癌的功效，被称为"十大绿色蔬菜"之一，具有很好的食疗保健功效。

适 合 人 群

一般人都可食用，特别适合食欲不振者、大便干结者、癌症患者及少年儿童，但尿路结石者不宜吃。

烹 饪 指 南

❶ 用花菜制作凉菜时不加酱油，如果偏好酱油的口味，可以加少许生抽。
❷ 菜花焯水后，应放入凉开水内过凉，捞出沥干水再用。
❸ 烧煮和加盐时间不宜过长，才不致破坏和丧失防癌、抗癌的营养成分。

美 味 菜 肴

『香辣干锅花菜』

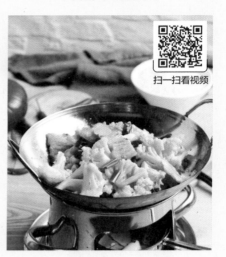

扫一扫看视频

实 用 小 偏 方

用花菜与粳米煮粥，佐以红糖，可以改善便秘症状。

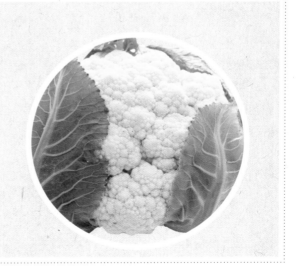

花菜的种类

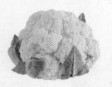 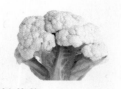 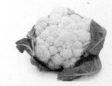

◎黄色花菜

特色蔬菜新品种，花球端正，黄金色，商品性佳，是胡萝卜素含量高的保健蔬菜，为西式菜馆及高级宾馆名贵消费稀菜。

◎松花菜

又称有机花菜，是花菜的变异品种。因其蕾枝长，花层薄，花球充分膨大时形态不紧实，相对于普通花菜呈松散状，故此得名。

◎白色花菜

植株叶子宽大，开黄白色花，呈肉质块状，整体很像一个大花朵，色白美观。肉质细嫩，味甘鲜美，容易被消化吸收。

花菜选购

购买花菜时，可根据外形、颜色、切口来判断其品质优劣。

❶观外形：花球无虫咬，外观无损伤，花朵间没有空隙、紧密结实、鲜脆为好，不要买茎部中空的。

❷看颜色：花菜以颜色亮丽、不枯黄、无黑斑为好。对白色花菜来说，乳白色的花菜比纯白色的口感更佳。

❸看切口：观察花菜梗的切口是否湿润，如果过于干燥则表示采收已久，不够新鲜。

花菜储存

花菜如果存放在常温状态下，就不能储存很久，为了更好地保存，可采用以下适合家庭使用的方法：

❶冰箱冷藏法：花菜放入保鲜袋，置于冰箱冷藏室保存，可保存一周。

❷焯烫储存法：花菜切成可食用的小块，用放了少许食盐的开水稍烫，然后捞起，放凉，沥干，放入保鲜袋，送进冰箱冷冻，使用时取出解冻即可。为方便解冻，最好事先分装成小包，每回解冻一包，如此可延长菜花的保存期限。

花菜清洗

◎花菜不宜直接用清水清洗，因为在上面可能有农药化肥残留，清水难以洗干净。正确的方法是用食盐水或者苏打水清洗，也可以焯烫之后再清洗。

◎食盐清洗法

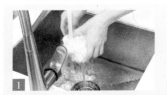 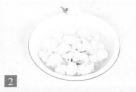 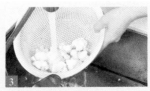

将花菜放在水龙头下冲洗，再切成小朵。 | 将花菜放进洗菜盆里，放一勺食盐，浸泡几分钟。 | 将花菜放在水龙头下冲洗，沥干即可。

花菜切法

◎将花菜改刀，便于烹制和食用。一般来说，花菜的改刀方法有切朵、切条。

◎切朵

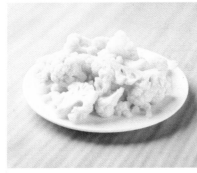 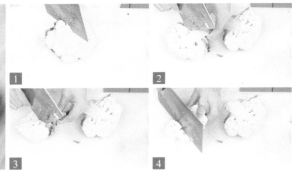

①将花菜从中间切开。
②花菜一分为二。
③将花菜的柄部切去。
④依着花菜的小柄，将花菜分解成小朵。切去每一小朵的柄部，较大的花菜对半切成小朵。

芥蓝

Cabbage mustard

● 食用量 ●
每次约100克

| 盛产季节 |
| 1
月 2
月 3
月 4
月 5
月 6
月 7
月 8
月 9
月 10
月 11
月 12
月 |

2～5月

『芥蓝简介』 芥蓝又名白花芥蓝，为十字花科芸薹属甘蓝类两年生草本植物，原产我国南方，栽培历史悠久。

『营养成分』 含丰富的维生素A、维生素C、钙，蛋白质，脂肪和植物醣类，以及大量的膳食纤维。

热量
76
千焦/100克

『别名』
卷叶菜、甘蓝菜
盖蓝菜、格蓝菜

『性味归经』
性凉，味甘、辛，
归肺经

认识芥蓝

食 材 功 效

❶芥蓝中含有丰富的硫代葡萄糖苷，降解产物叫萝卜硫素，是迄今为止所发现的蔬菜中最强有力的抗癌成分。

❷芥蓝中含有有机碱，这使它带有一定的苦味，能刺激人的味觉神经，可加快胃肠蠕动，有助消化。

❸芥蓝中另一种独特的苦味成分是金鸡纳霜，能抑制过度兴奋的体温中枢，起到消暑解热作用。

一般人群均可食用，特别适合食欲不振、便秘、高胆固醇患者，阳痿患者禁食。

❶芥蓝直到烹饪前才焯水，这是保持菜薹柔软爽口的关键。

❷芥蓝菜有苦涩味，炒时加入少量糖和酒，可以改善口感。

❸烹饪时加入汤水要比一般菜多一些，炒的时间要长些，因为芥蓝梗粗，不易熟透，烹制时水分蒸发必然多些。

『姜汁芥蓝烧豆腐』

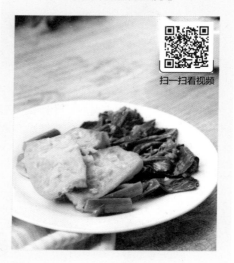

扫一扫看视频

❶鲜芥蓝100克与粳米50克煮粥吃，可缓解胃溃疡症状。

❷鲜芥蓝100克与核桃肉50克炒食，可提神健脑。

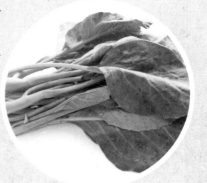

芥蓝的种类

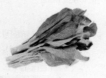

◎红脚芥蓝

为潮汕的名优品种，含铁较多故根脚为红色。

◎柳叶早芥蓝

叶片长卵形，灰绿色，品质细嫩而脆。

◎抗热芥蓝

叶片宽卵圆形，叶面平滑，深绿色，品质脆嫩。

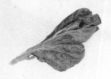

◎登峰芥蓝

外观整齐，皮薄肉厚且脆嫩。

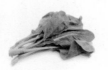

◎佛山中迟芥蓝

叶片椭圆形，平滑。主薹较长而肥大，花球较大。

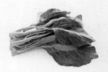

◎台湾中花芥蓝

基叶卵圆形，有蜡粉。主薹茎粗，微苦。

芥蓝选购

❶观外形：选择芥蓝时最好选秆身适中的，过粗即太老，过细则可能太嫩。

❷看颜色：最好挑节间较疏，薹叶细嫩浓绿，无黄叶的。

芥蓝储存

❶冰箱冷藏法：芥蓝不易腐坏，以纸张包裹后放在冰箱内，可保存约两周。

❷碎冰保存法：可以将芥蓝用保鲜袋装好，然后另外用袋子装些碎冰，再另外用大袋装在一起，放进冰箱储存。

黄花菜

Orange daylily

● 食用量 ●
每次约15克

盛产季节

1月	2月	3月	4月	5月	6月	7月	8月	9月	10月	11月	12月
		春、秋季									

『别名』
金针菜、忘忧草
健脑菜、安神菜

『性味归经』
性平，味甘、微苦，
归肝、脾、肾经

『黄花菜简介』黄花菜花瓣肥厚，色泽金黄，香味浓郁，食之清香、鲜嫩，营养价值高，被视作席上珍品。

『营养成分』含丰富的糖、蛋白质、脂肪，以及维生素C、钙、胡萝卜素等人体所必需的营养成分。

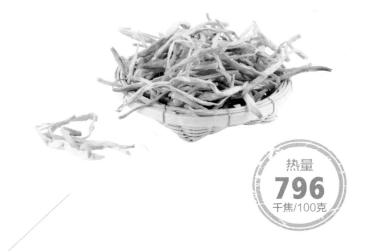

热量
796
千焦/100克

认识黄花菜

食材功效

❶黄花菜含有卵磷脂，有较好的健脑、抗衰老功效。

❷黄花菜中含有效成分，能抑制癌细胞的生长，丰富的粗纤维能促进大便的排泄，因此可作为防治肠道癌、瘤的食品。

❸中医认为，黄花菜有清热利尿、解毒消肿、止血除烦、宽胸膈、养血平肝、利水通乳、发奶等功效。

一般人群均可食用，孕妇、中老年人、过度劳累者尤其适合食用，但患有皮肤瘙痒症者忌食，肠胃病患者慎食。

烹饪指南

❶鲜黄花菜含有秋水仙碱，食用后会引起咽喉发干、呕吐、恶心等现象，但一经蒸煮洗晒后再食用，就无副作用发生。煮新鲜黄花菜时应用热水烫煮一遍，把水倒掉，再加配料炒食。
❷黄花菜不宜单独炒食，应配其他食材。

美味菜肴

『竹荪黄花菜炖瘦肉』

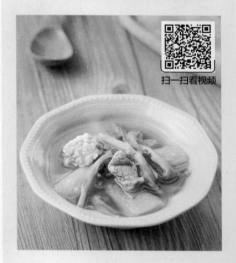

扫一扫看视频

实用小偏方

❶鲜黄花菜50克（干品20克），加水适量煎煮，加食盐调味，吃菜喝汤，每日1次，可辅助治疗儿童流行性腮腺炎。
❷用鲜黄花菜根60克，猪蹄1只，共炖熟，加适量黄酒调味，吃蹄喝汤，可为产妇催乳。

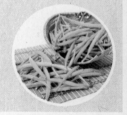

黄花菜的种类

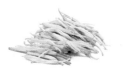

◎马蔺黄花
花瓣6片，长10厘米，花药黄色。筒部长4～5厘米，干菜身条较粗，肉质较薄。

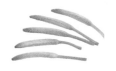

◎高葶黄花
花蕾长13厘米，筒部长3厘米，花蕾黄色稍带翠绿色。

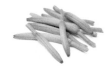

◎短棒黑嘴黄花
花蕾短而粗，嘴部有黑色斑点，花色淡黄，花为褐色。

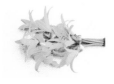

◎四月花
每花葶有4朵，可作育种材料。

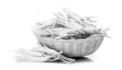

◎线黄花
花蕾长10～12厘米。通身淡黄色，无黑嘴，花瓣6片，长7～8厘米，花药黄色。干菜身条较细，肉质较厚。

黄花菜选购

❶观外形：品质良好的黄花菜质地新鲜无杂物，条身紧长均匀粗壮。
❷看颜色：优质的黄花菜色泽偏老，花嘴一般呈黑色。
❸闻气味：黄花菜应当有清香气。

黄花菜储存

❶通风储存法：晒干的黄花菜收回阴凉处冷却后，用塑料袋密封包装放置于干燥阴凉处，可保存半个月以上。
❷冰箱冷藏法：新鲜的黄花菜最好尽快食用，置于冰箱保存应在24小时内食用。

毛豆

Edamame

● **食用量** ●
每次约50克

盛产季节											
1月	2月	3月	4月	5月	6月	7月	8月	9月	10月	11月	12月
				5~6月							

『 **别名** 』
青毛豆、菜用大豆
春绿

『 **性味归经** 』
性平，味甘，
入脾、大肠经

『 毛豆简介 』 毛豆是大豆作物中专门鲜食嫩荚的蔬菜用大豆，就是新鲜连荚的黄豆。毛豆是一年生的农作物，茎粗硬而有细毛。

『 营养成分 』 含蛋白质，脂肪，糖，钙、磷、铁，胡萝卜素、维生素B_1、维生素B_2、烟酸等物质。

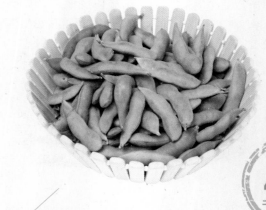

热量
492
千焦/100克

认识毛豆

食 材 功 效

❶毛豆中含亚油酸和亚麻酸，它们可以改善脂肪代谢，降低人体中三酰甘油和胆固醇的含量。

❷毛豆中的卵磷脂，可以改善大脑的记忆力和智力水平。

❸毛豆中含有丰富的食物纤维，可以改善便秘，降低血压和胆固醇。

❹毛豆中的钾含量很高,可以缓解疲乏无力和食欲下降。

❺毛豆中的铁易于吸收,可以作为儿童补充铁的食物之一。

❻毛豆中含有能清除血管壁上脂肪的化合物,可以起到降血脂和降低血液中胆固醇的作用。

『山椒鸡胗拌毛豆』

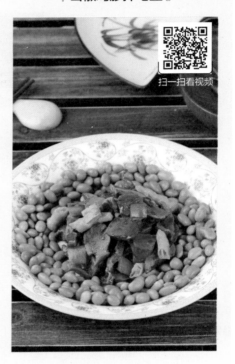

扫一扫看视频

适 合 人 群

一般人群均可食用,幼儿、尿毒症患者忌食,对黄豆有过敏体质者不宜多食。

烹 饪 指 南

❶毛豆可以直接加盐煮着吃,味道鲜美,也可以将剥好的豆与腊肉、辣椒、豆腐干等一同炒食,或加五香调料等制成干豆,可根据个人喜好选择不同的食用方法。

❷一定要煮熟或炒熟透后再吃。

实 用 小 偏 方

❶夏季吃点毛豆能解乏。

❷水煮毛豆加党参,煮食服用,可补气健脾。

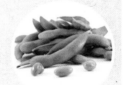

毛豆的种类

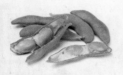

◎绿宝石毛豆

该品种豆荚饱满，每荚含3粒居多，豆粒大而鲜绿，口感甜香，是早熟毛豆品种中的佼佼者。

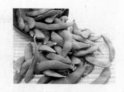

◎日本矮脚早毛豆

单株结荚30个以上。嫩荚浅绿色，密生白色茸毛。每荚2～3粒，粒大，圆形，易煮酥。

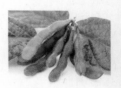

◎ 黑香毛豆

单株结荚数约35个，鲜豆百粒重70～75克。老熟荚黑色，种皮黑色。

毛豆选购

选购毛豆时，可根据外形、颜色、手感来判断其品质优劣。

❶观外形：新鲜豆荚较硬实，每荚有2～3粒豆。荚形阔大、荚毛较白者为佳，豆仁越是饱满、挺实越好。

❷看颜色：毛豆的颜色应是绿色或绿白色，颜色有异就说明有质量问题。

❸品手感：品质良好的毛豆上有半透明的种衣紧紧包裹(种子周围白色膜状物)，用手掐有汁水流出。

毛豆储存

毛豆如果存放在常温状态下，就不能储存很久，为了更好地保存，可采用以下适合家庭使用的方法：

❶冰箱冷冻法：先将毛豆用热水煮至五成熟，之后捞出用冷水浸泡，晾干之后用保鲜袋装好直接冷冻，可保存一周左右。

❷油焖保存法：将毛豆子用油焖好，盛出来，拌点盐，冷了之后放袋，放进冰箱冷冻室，这样可保存很久。

豇豆

Cowpea

● 食用量 ●
每次30～60克

盛产季节											
1月	2月	3月	4月	5月	6月	7月	8月	9月	10月	11月	12月

6～9月

『别名』

豆角、长豆角
长子豆

『性味归经』

性平，味甘，
入脾、肠经

〖豇豆简介〗 豇豆属于豆科植物豇豆的种子，原产于印度和缅甸，是世界上最古老的蔬菜作物之一，在中国主要产地为山西、山东、陕西等地。

〖营养成分〗 含优质蛋白质，适量的糖类及多种维生素、微量元素。

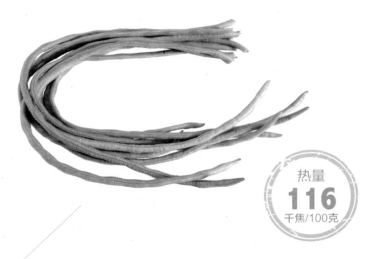

热量
116
千焦/100克

认识豇豆

食材功效

❶豇豆所含的B族维生素能维持正常的消化腺分泌和胃肠道蠕动的功能，可帮助消化，增进食欲。

❷豇豆中所含的维生素C能促进抗体的合成，提高机体抗病毒的作用。

❸豇豆的磷脂有促进胰岛素分泌、参与糖代谢的作用，是糖尿病人的理想食品。

一般人群均可食用，尤其适合糖尿病、肾虚、尿频、遗精及一些妇科功能性疾病患者，但气滞便结者应慎食豇豆。

烹饪指南

❶豇豆既可作为蔬菜炒食，亦可腌制成酸豇豆，和肉末一起烹饪，开胃消食。

❷生豇豆中含有两种对人体有害的物质：溶血素和毒蛋白，食用生豇豆或未炒熟的豇豆容易引起中毒。因此，一定要充分加热煮熟或炒熟，或急火加热10分钟以上，以保证豇豆熟透，有害物质就会分解了。

美味菜肴

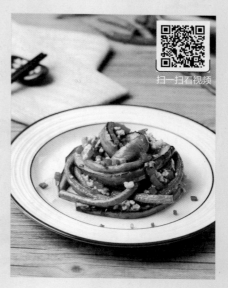

『豇豆烧茄子』

扫一扫看视频

实用小偏方

❶豇豆加冰糖，水煎服，可治盗汗。

❷豇豆煮水喝，可治小便不通。

❸豇豆或豇豆叶捣烂，敷患处可治腮腺炎。

❹豇豆、山慈姑、樱桃叶、黄豆叶，捣蓉外敷，治蛇咬伤。

❺豇豆、藤藤菜与鸡肉一起炖服，治白带、白浊。

❻豇豆根、鸡屎藤各25克，炖肉吃，可治小儿脾虚。

豇豆的种类

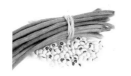

◎饭豇豆

扁椭圆形或扁卵圆形，表面淡黄白色或淡黄色，略有光泽。维生素含量最高。

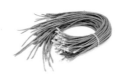

◎长豇豆

荚长30厘米以上，荚壁纤维少，种子部位较膨胀而质柔嫩。

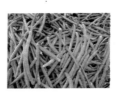

◎普通豇豆

荚长20～25厘米，扁圆形，种子部位膨胀不明显，鲜荚做菜或种粒代粮。

豇豆选购

选购豇豆时，可根据外形、颜色来判断其品质优劣。

❶观外形：在选购豇豆时，一般以豇豆粗细均匀、子粒饱满的为佳，而有裂口、皮皱的、条过细无子、表皮有虫痕的豇豆则不宜购买。

❷看颜色：一般以色泽鲜艳、表皮有光泽的为好，适宜购买。

豇豆储存

豇豆如果存放在常温状态下，就不能储存很久，为了更好地保存，可采用以下方法：

❶通风储存法：买来的鲜豇豆，应及时保鲜收藏，一般采用塑料袋密封保鲜，放在阴凉通风的地方保存。温度应保持在10～25℃，如果温度过低，则烹饪出来的味道很差，也炒不熟；温度过高，会使豇豆的水分挥发太快，形成干扁空壳，影响烹饪的味道。

❷冰箱冷冻法：如果想保存得更久一点，最好把豇豆洗干净以后用盐水焯烫并沥干水分，再放进冰箱中冷冻保存。

豌豆

Pea

● 食用量 ●
每次约50克

盛产季节											
1月	2月	3月	4月	5月	6月	7月	8月	9月	10月	11月	12月

春播者4月，秋播者10月上旬至11月中旬

『别名』

荷兰豆、回回豆
雪豆、寒豆

『性味归经』

性平，味甘，
归脾、胃经

『豌豆简介』 豌豆，又叫胡豆，因它的苗弯弯曲曲，因此叫豌（与"弯"谐音）豆。起源于亚洲西部和地中海地区。

『营养成分』 蛋白质、脂肪、纤维、糖类，以及钙、铁、镁、磷、钾等矿物质和维生素A、B族维生素。

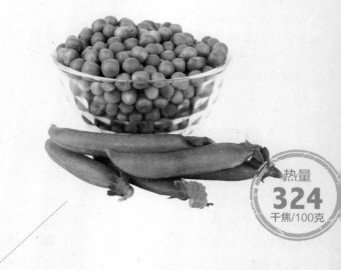

热量
324
千焦/100克

认识豌豆

食材功效

❶豌豆的维生素C有助于预防雀斑和黑斑的形成。

❷豌豆中的B族维生素可以促进糖类和脂肪的代谢，有助于改善肌肤状况。

❸豌豆荚含有较为丰富的纤维素，有清肠作用，可以防治便秘。

一般人群均可食用，易产气、尿路结石、皮肤病和慢性胰腺炎患者不宜食用。此外，糖尿病患者、消化不良者也要慎食。

❶豌豆生食容易造成腹泻，所以泡制豌豆前最好将其煮熟。

❷豌豆适合与富含氨基酸的食物（如肉类、奶制品）一起烹调，可以明显提高豌豆的营养价值。

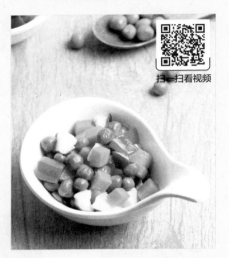

『香菇豌豆炒笋丁』

扫一扫看视频

实 用 小 偏 方

❶将豌豆苗洗净捣烂，榨取汁液，每次饮50毫升，一日2次，可辅助治疗高血压、冠心病。

❷将鲜豌豆200克煮烂，捣成泥，与炒熟的核桃仁200克，再加水200毫升，煮沸，每次吃50毫升，温服，一日2次，能治小儿、老人便秘。

❸嫩豌豆加水适量，煮熟淡食并饮汤，可用于烦热口渴，以及妇女产后乳汁不下、乳房作胀。

豌豆的种类

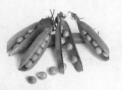

◎成都冬豌豆
每荚有子4～6粒，圆形光滑，味美，品质佳，以嫩豆粒供食为主。

◎大荚豌豆
花紫色单生，荚特大，浅绿色，荚稍弯凹凸不平。种皮皱缩，呈褐色，嫩荚供食。

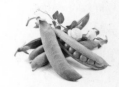

◎杭州白花豌豆
每荚含种子4～6粒，嫩豆粒品质佳。种子圆而光滑，淡黄色。

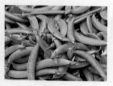

◎莲阳双花豌豆
软荚种，蔓性，花白色，荚长6～7厘米，宽1.3厘米，种子圆形，黄白色，嫩荚供食、品质佳。

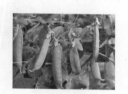

◎小青荚豌豆
又名"阿拉斯加"，硬荚种，种子小，绿色，每荚种子4～7粒，圆形，嫩种子供食。

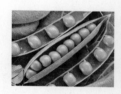

◎1341豌豆
早熟，硬荚种，结荚整齐，双花多，单株结荚5～6个，每荚种子5～6粒。含有丰富的维生素A原。

豌豆选购

❶观外形：荚果扁圆形表示其正值最佳的成熟度。荚果正圆形表示已经过老，筋凹陷也表示过老。豌豆上市的早期要买饱满的，后期要买偏嫩的。

❷手捏：手握一把时，咔嚓作响表示新鲜程度高。

豌豆储存

❶冰箱冷藏法：买的青豌豆不要洗，直接放冰箱冷藏。

❷冰箱冷冻法：如果是剥出来的豌豆粒，就适于冷冻，最好在一个月内吃完。

四季豆

Kidney bean

● 食用量 ●
每次50～70克

『别名』

豆角、菜豆
白饭豆、云扁豆

『性味归经』

性微温，味甘、淡
归脾、胃经

[四季豆简介] 在浙江衢州叫作清明豆，在中国北方叫豆角等，是餐桌上的常见蔬菜之一。

[营养成分] 含维生素A和维生素C，蛋白质，糖类，脂肪，钙、磷、铁、钾等。

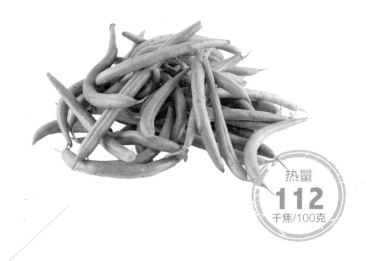

热量
112
千焦/100克

认识四季豆

食材功效

❶四季豆中含有可溶性纤维，可降低胆固醇。

❷四季豆含有皂苷、尿毒酶和多种球蛋白等独特成分，能增加机体的抗病能力。

❸四季豆中的皂苷类物质能降低机体对脂肪的吸收，促进脂肪代谢，起到排毒瘦身的功效。

一般人群均可食用，腹胀者忌食。

烹饪指南

❶烹调前应将豆筋择除，否则既影响口感，又不易消化。

❷为防止中毒发生，食用前应加以处理，可用沸水焯透或热油煸，直至变色熟透，方可安全食用。四季豆的有毒成分主要是皂苷和胰蛋白酶抑制物。烹调时，应该先将豆煮熟后捞出，再加上调味作料焖煮，便可以解毒性。

❸将四季豆用开水焯一下，捞出撒少许盐，然后再炒，四季豆翠绿欲滴。

美味菜肴

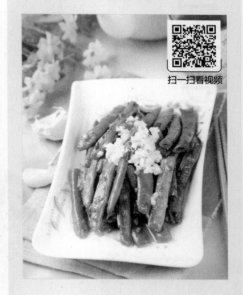

『酱焖四季豆』

扫一扫看视频

实用小偏方

❶四季豆汁"擦掉"扁平疣。取四季豆数根，取其汁，洗净患处后涂擦，每日3次，连用两周，第2周疣体即自然脱落。

❷将四季豆捣烂，搽于患处，可缓解腮腺炎。

❸水煎四季豆，喝汤吃豆，可缓解糖尿病多尿症状。

❹取四季豆粒，与大米同煮，饭熟食豆，对脾虚腹胀、嗳气有效。

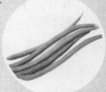

四季豆的种类

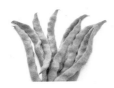

◎早白羊角四季豆
嫩荚为圆棍形，长15厘米
左右，横径约1.2厘米，
单荚重8克左右。

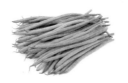

◎优胜者四季豆
嫩荚为近圆棍形，长约14
厘米，均重8.6克。肉厚
纤维少，品质好。

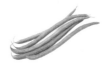

◎新西兰5号四季豆
嫩荚扁圆棍形，先端略
弯，绿色，长约15厘米。
荚肉厚，纤维少。

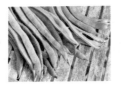

◎丰收1号四季豆
国外引进品种。花白色，
嫩荚浅绿色、稍扁，表皮
光滑，荚面略凹凸不平，
长18～22厘米。荚肉厚，
纤维少，品质好。

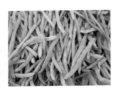

◎双青12号四季豆
荚长20厘米左右，横径
1.8厘米左右。嫩荚圆棍
形，白绿色，纤维少，品
质好。较早熟，陆续结荚
性强。

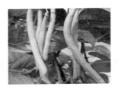

◎白花架豆
荚圆棍形，绿色，单荚
重8～10克，长12厘米左
右，宽约1厘米，荚纤维
少，质脆品质佳，每荚种
子数5～7粒。

四季豆选购

❶**观形态**：豆荚硬实，表皮光洁无斑
痕，有弹性比较新鲜。

❷**看颜色**：豆荚果呈翠绿色、饱满，
豆粒呈青白色，有光泽。

❸**辨老嫩**：如果能扯下完整的筋，就
说明有些老了。

四季豆储存

❶**冰箱冷藏法**：四季豆不清洗装进保
鲜袋，放进冰箱的冷藏室，可以保鲜
大约5天。

❷**冰箱冷冻法**：四季豆焯一下，捞出
晾干，装进保鲜袋，放进冰箱的冷冻
室里存放上一个月依然翠绿鲜嫩。

刀豆

String bean

● 食用量 ●
每次约100克

盛产季节

1月	2月	3月	4月	5月	6月	7月	8月	9月	10月	11月	12月
								9～11月			

『别名』
刀豆角、葛豆
挟剑豆、野刀板藤

『性味归经』
性温，味甘，
归胃、肾经

『刀豆简介』 刀豆的形状像刀，所以取名刀豆。原产于美洲热带地区，西印度群岛。豆荚长接近一尺，外观像皂荚。

『营养成分』 含蛋白质、淀粉、可溶性糖、类植物纤维、刀豆四氨、刀豆球蛋白A和凝集素等。

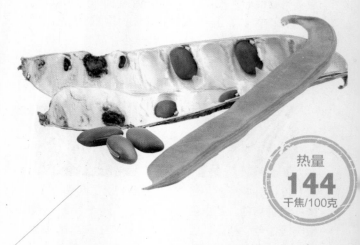

热量
144
千焦/100克

认识刀豆

食材功效

❶刀豆含有蛋白质、粗纤维，以及钙、磷、铁等多种营养元素，具有保肝护肾的功效。

❷刀豆还含有尿毒酶、血细胞凝集素、刀豆氨酸等，具有增强免疫力的功效。

一般人群均可食用，胃热盛者慎服。

❶刀豆嫩荚食用，质地脆嫩，肉厚鲜美可口，清香淡雅，是菜中佳品。可单作鲜菜炒食，也可与猪肉、鸡肉煮食尤为美味，还可腌制酱菜或泡菜食之。

❷食用刀豆时，必须注意火候，如火候不够，吃了有豆腥味和生硬感，还可能引起食物中毒，故一定要炒熟煮透。

『豆豉刀豆肉片』

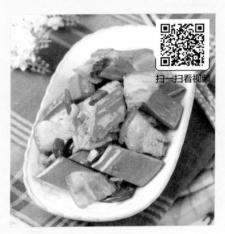

扫一扫看视频

❶刀豆种子几粒，煨烂，以酒送服，一天2次，可缓解肾虚腰痛症。

❷将老刀豆带壳焙焦，研为细末，每次取6克，以黄酒冲服，每日1次，连服数日，可缓解鼻炎症状。

❸带壳老刀豆30克，生姜三片，水煎去渣，或用鲜刀豆壳60克，水煎后加适量红糖温服，一日两次，治胃寒呃逆。

❹取鲜刀豆荚，放米饭上蒸熟后加白糖蘸食，治久痢。

❺刀豆子15克，水煎后加冰糖或蜂蜜饮服，治小儿百日咳或老年咳喘。

❻刀豆根30克，加黄酒或红茶3克，水煎服，治头风痛。

❼刀豆壳烧灰搽患处，治鹅口疮。口服10克，治虚寒呃逆。

豆芽

Beansprots

● 食用量 ●
每次约30克

盛产季节											
1月	2月	3月	4月	5月	6月	7月	8月	9月	10月	11月	12月
			全年								

『别名』
豆芽菜、大豆芽
银芽、银针

『性味归经』
性寒，味甘，
归心、胃经

『豆芽简介』 传统的豆芽是指黄豆芽，后来市场上逐渐开发出绿豆芽、黑豆芽、豌豆芽、蚕豆芽等新品种。

『营养成分』 含蛋白质，纤维素，钙、磷、铁和B族维生素、烟酸等。

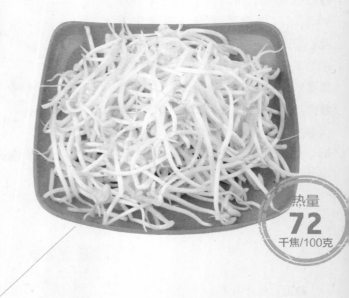

热量
72
千焦/100克

认识豆芽

食 材 功 效

❶豆芽含有丰富的维生素C，能保护血管，防治心血管疾病。

❷豆芽中含有维生素B$_2$，常食可辅助治疗口腔溃疡。

❸豆芽富含膳食纤维，是便秘患者的健康蔬菜，有预防消化道癌症（食管癌、胃癌、直肠癌）的功效，对美容瘦身也有很好的功用。

适 合 人 群

一般人均可食用，尤其适宜长期吸烟者食用，但体质虚弱的人不宜多吃豆芽。

烹 饪 指 南

❶豆芽性寒，所以在烹饪时可以加点姜丝，中和它的寒性。

❷烹饪豆芽时油盐不宜太多，要尽量保持它清淡爽口的特性。下锅后要迅速翻炒，适当加些醋即可。

❸烹调豆芽切不可加碱，要加少量食醋，这样才能保持维生素B_2不减少。

❹烧豆芽菜时，先加点黄油，然后再放盐，就能去掉豆腥味。

美 味 菜 肴

『黄豆芽泡菜』

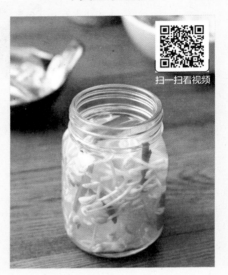

扫一扫看视频

实 用 小 偏 方

❶取豆芽150~200克，煎汤服食，可解酒毒、热毒。

❷将豆芽用开水烫过，加酱油、醋凉拌而食，可以醒酒解毒。

❸将豆芽同鲫鱼炖服，能治疗乳汁不下。

❹取适量豆芽和冬瓜皮，加醋煮汤饮用，能防治暑热烦渴。

❺将豆芽捣烂绞汁，加白糖适量，代茶饮服，对尿路感染、小便赤热、尿频等有辅助疗效。

❻取绿豆芽100克、猪肚1只、蒲公英100克，加水煮烂熟，吃猪肚、绿豆芽，饮汤，能辅助治疗胃痛。

豆芽的种类

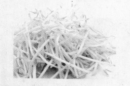

◎绿豆芽
绿豆经水浸罨后，发出的嫩芽，用鲜品。含多种维生素。

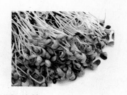

◎黑豆芽
一种口感鲜嫩营养丰富的芽菜。含钙、磷、铁、钾等矿物质及多种维生素。

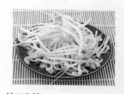

◎黄豆芽
由黄豆泡发而成，营养价值胜过黄豆本身。味道鲜美。

豆芽选购

购买豆芽时，可根据外形、气味、软硬来判断其品质优劣。

❶观外形：新鲜豆芽茎白、根小，芽身挺直，长短合适，芽脚不软，无烂根、烂尖现象。如果茎和根呈茶色且较萎软，说明发芽的豆质不新鲜，不要购买这种豆芽。

❷闻气味：新鲜豆芽有豆芽固有的鲜嫩气味，无异味。

❸摸软硬：新鲜豆芽比较柔韧，不容易折断。

豆芽储存

豆芽如果存放在常温状态下，不能储存很久，为了更好地保存，可采用以下适合家庭使用的方法：

❶冰箱冷藏法：放塑料袋内，置于冰箱内冷藏。

❷焯烫储存法：可以把豆芽用开水烫一下，然后泡在凉水里，一天换一次水，能保存一个星期。

❸密封储存法：把豆芽用清水洗净，放入开水中焯1～2分钟后捞起，这样更能保住水分。控干水后，再把豆芽放入保鲜袋中，尽量排出袋内空气，密封保存。

芸豆

Kidney bean

● 食用量 ●
每次40~60克

盛产季节

1月	2月	3月	4月	5月	6月	7月	8月	9月	10月	11月	12月
				5~6月							

『别名』

菜豆、玉豆、去豆

『性味归经』

味甘，性温
归脾、胃经

『芸豆简介』 芸豆开花多结荚少，它营养丰富，蛋白质含量高，既是蔬菜又是粮食，还可作糕点和豆馅，是出口创汇的重要农副产品。

『营养成分』 含蛋白质、脂肪、糖类，钙及丰富的B族维生素，鲜芸豆还含丰富的维生素C。

热量
100
千焦/100克

认识芸豆

食材功效

❶芸豆含有皂苷、尿毒酶和多种球蛋白等独特成分，具有提高人体免疫能力、增强抗病能力、激活淋巴细胞，促进脱氧核糖核酸的合成等功能。

❷芸豆是一种难得的高钾、高镁、低钠食品，尤其适合心脏病、动脉硬化、高脂血症、低血钾症和忌盐患者食用，可以缓解慢性疾病。

❸吃芸豆对皮肤、头发大有好处，可以促进肌肤的新陈代谢，促使机体排毒，令肌肤常葆青春。

❹芸豆中的皂苷类物质，能抑制脂肪吸收功能，促进脂肪代谢。

适合人群

一般人群均可食用，消化道疾病患者少食。

烹饪指南

❶芸豆是难得的高钾低钠食品，但其子粒中含有一种毒蛋白，必须在高温下才能被破坏，所以食用芸豆必须煮熟煮透。

❷芸豆既是蔬菜又是粮食，还可用来做糕点和豆馅。

美味菜肴

『花生米芸豆炒腊肉』

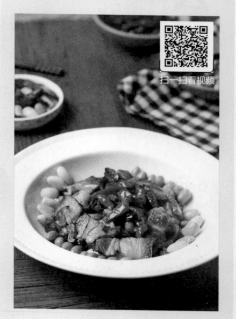

扫一扫看视频

实用小偏方

❶芸豆与鸭掌同焖，服用，可以改善气血不足。

❷芸豆与西芹同拌，常食可增强免疫力。

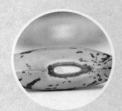

芸豆的种类

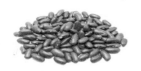

◎红芸豆
山西特产，颗粒硕大、色泽鲜艳，兼有营养药用价值。

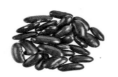

◎紫芸豆
豆荚呈长圆形，紫红色，肉质肥厚，烹炒食用时颜色变成翠绿，极具特色。

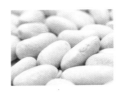

◎白芸豆
白芸豆是西餐中常用的名贵食用豆。颗粒肥大，整齐、有光泽。

芸豆选购

选购芸豆时，可根据外形、颜色来判断其品质优劣。

❶观外形：颗粒饱满且整齐均匀，无破瓣，无缺损，无虫害，无霉变的为好豆。

❷看颜色：鲜艳有光泽的是好豆。若色泽暗淡，无光泽，则为劣质豆。

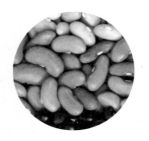

芸豆储存

芸豆如果存放在常温状态下，不能储存很久，为了更好地保存，可采用以下方法：

❶通风储存法：芸豆宜置于阴凉、干燥处储存。

❷冰箱冷藏法：可直接将芸豆装在密封的容器里，放入冰箱的冷藏室保存。

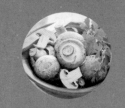

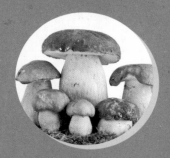

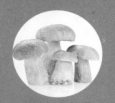

PART 6

菌 菇 类

日本是全世界人均寿命最长的国家之一，在日本人的餐桌上，食用菌占有相当大的比例。菌菇类食品不仅味道鲜美，而且营养丰富，所含的蛋白质、脂肪和多种维生素及矿物质，都是人体健康所必不可少的，对防治疾病，特别是对儿童的健康成长有着重要的作用。

黑木耳

Black fungus

● 食用量 ●
干品每次约15克

盛产季节											
1月	2月	3月	4月	5月	6月	7月	8月	9月	10月	11月	12月
6~10月											

『黑木耳简介』黑木耳因生长于腐木之上，其形似人的耳朵，故得名。其色泽黑褐，质地柔软，味道鲜美，营养丰富，可素可荤。

『营养成分』富含糖类、蛋白质、维生素，以及铁、钙、磷等矿物质。

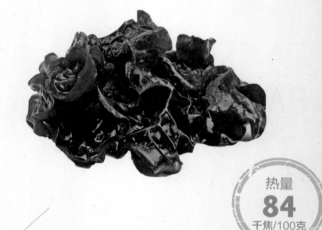

热量
84
千焦/100克

『别名』

木耳、云耳
树耳、光木耳

『性味归经』

性平，味甘，
归胃、大肠经

认识黑木耳

食 材 功 效

❶黑木耳富含铁，可防治缺铁性贫血。
❷黑木耳能维持体内凝血因子的正常水平，防止出血。
❸黑木耳富含纤维素，经常食用，有清胃涤肠的功效。
❹对胆结石、肾结石等内源性异物有比较显著的化解功能。
❺黑木耳能增强机体免疫力，可防癌抗癌。

适合人群

一般人群均可食用，尤其适合心脑血管疾病、结石症患者食用，特别适合缺铁人士、矿工、冶金工人、纺织工、理发师食用。有出血性疾病、腹泻者应不食或少食，孕妇不宜多食。

烹饪指南

❶鲜黑木耳含有毒素，不可食用。当鲜黑木耳加工干制后，所含毒素便会被破坏消失。

❷干黑木耳烹调前宜用温水泡发，泡发后仍然紧缩在一起的部分不宜吃。

美味菜肴

『 山药黑木耳炒核桃仁 』

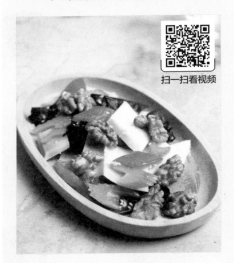

扫一扫看视频

实用小偏方

❶黑木耳30克，大枣30个，红糖少许，加入糯米中，熬成粥服食，可改善贫血症状。

❷黑木耳可作为结石的辅助治疗食品。对于初发结石，保持每天吃1～2次黑木耳，疼痛、恶呕等症状可在2～4天缓解，配合药物治疗，结石能在10天左右消失。对于较大较坚固的结石，其效果较差，应配合药物吃黑木耳。

❸黑木耳6克，柿饼30克，同煮烂，当成零食吃，可作为痔疮出血、便秘的食疗。

黑木耳的种类

◎毛木耳
子实体胶质，浅圆盘形，耳形呈不规则形。无柄，基部稍皱。背面长满黄色绒毛，叶片较厚。

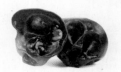

◎皱木耳
实体较小，胶质，耳形或圆盘形，无柄。子实层淡红褐色，有白色粉末。质地较脆，易收集。

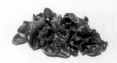

◎琥珀褐木耳
子实体一般较小，平伏耳片状，胶质至角质，颜色有暗褐色、红褐色、琥珀褐色，薄而透明。

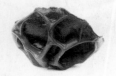

◎盾形木耳
子实体一般较小，盘状、杯状或耳状，胶质，软，背面着生，无柄或稍有柄，边缘游离或常连接在一起，褐色至红棕褐色。

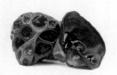

◎角质木耳
子实体一般较小，革质至胶质，下表面粗糙呈杯状或浅杯状，有细脉纹或棱，新鲜时红褐色，干时黄褐色或暗绿褐色。

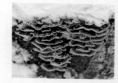

◎毡盖木耳
初期平伏生长，后期边缘逐渐离开基物，往往互相连接并呈覆瓦状排列，常呈裂片状。

黑木耳选购

❶观外形：优质的黑木耳干制前耳大肉厚，长势坚挺有弹性。干制后整耳收缩均匀，干薄完整，手感轻盈，拗折脆断，互不黏结。

❷看颜色：品质良好的木耳，耳面乌黑光亮，耳背稍呈现灰暗。

黑木耳储存

❶通风储存法：木耳应放在通风、透气、干燥、凉爽的地方保存，避免阳光长时间照射。

❷冰箱冷藏法：用塑胶袋封严，放入冰箱冷藏室冷藏保存。

草菇

Straw mushroom

● 食用量 ●
每次约20克

盛产季节											
1月	2月	3月	4月	5月	6月	7月	8月	9月	10月	11月	12月
5~11月											

『别名』
苞脚菇、兰花菇
麻菇、稻草菇

『性味归经』
性寒，味甘、微咸，
归肺、胃经

『草菇简介』 草菇是一种重要的热带亚热带菇类，我国草菇产量居世界之首。草菇素有"放一片，香一锅"的美誉。

『营养成分』 含蛋白质，脂肪，糖类，膳食纤维，维生素C、烟酸、维生素E，磷、钠、铁等矿物质。

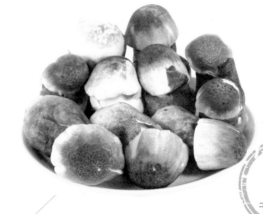

热量
92
千焦/100克

认识草菇

食材功效

❶草菇富含维生素C，能促进人体新陈代谢，提高机体免疫力，增强抗病能力。

❷草菇含人体必需的氨基酸有7种，且含有大量多种维生素，能滋补开胃。

❸草菇中的有效成分能抑制癌细胞生长，特别是对消化道肿瘤有辅助治疗作用，可以加强肝肾的活力。

179

适合人群

一般人群均可食用，尤其适合糖尿病人食用，但脾胃虚寒者不宜多食。

烹饪指南

❶草菇无论鲜品还是干品，都不宜浸泡时间过长。

❷适于做汤或素炒，可炒、熘、烩、烧、酿、蒸等，也可做汤，或作各种荤菜的配料。

❸草菇一定要炒熟才能食用。

美味菜肴

『草菇扒芥菜』

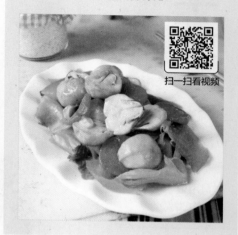

扫一扫看视频

实用小偏方

❶草菇与豆腐炖食，有助于改善幼儿便秘、厌食。

❷草菇与鸡肉同炖，可以降血压、补气血。

❸每周食用一次草菇，每次50克，炒或做汤，可排除体内的重金属。

❹草菇内服，煎汤，干品9～15克，鲜品30～90克，可清热。

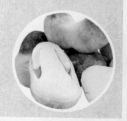

草菇的种类

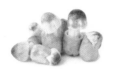

◎v16号
属中高温中大型种。菇体圆整、均匀，颜色较浅，多丛生或簇生。

◎v20号
鼠灰色，个体较小，属小型种。包被薄，易开伞。

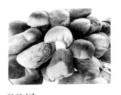

◎v23号
鼠灰色，个体大，包被厚而韧，不易开伞，圆菇率高，适合制罐头和鲜食。

◎v35号
个体中等偏大，颜色灰白，肉质细嫩，香味较浓，口味鲜美。

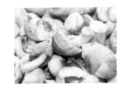

◎v37号
淡灰色，个体中等，属中型种。包被厚及开伞难，一般肉质厚实。

◎v844号
抗低温性能强，菇型圆整、均匀。

草菇选购

❶观外形：应选择新鲜幼嫩，螺旋形，硬质，菇体完整，不开伞，无霉烂，无破裂，无机械伤的草菇。

❷看颜色：草菇颜色有鼠灰（褐）色和白色两种类型，应选择表面不发黄的草菇。

草菇储存

把新鲜草菇削根洗净后（可根据需要草菇中间是否要切开），倒入热油中煸炒至熟，降温后放入冰箱，可保存5天左右。

香菇

Mushroom

● 食用量 ●
每次15朵

盛产季节											
1月	2月	3月	4月	5月	6月	7月	8月	9月	10月	11月	12月
4～11月											

『别名』
冬菇、香蕈
厚菇、花蕈

『性味归经』
性平，味甘，
归胃经

『香菇简介』　香菇是世界第二大食用菌，也是我国特产之一，在民间素有"山珍"之称，所含的营养物质对人体健康是非常有益的。

『营养成分』　含有蛋白质，脂肪，粗纤维，维生素B$_1$、维生素B$_2$、维生素C、烟酸，钙、磷、铁等。

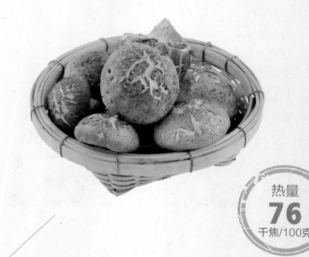

热量
76
千焦/100克

认识香菇

食 材 功 效

❶香菇菌盖部分含有双链结构的核糖核酸，进入人体后会产生具有抗癌作用的干扰素。

❷香菇的水提取物对过氧化氢有清除作用，有延缓衰老的功能。

❸香菇具有降血压、降血脂、降胆固醇的作用，可预防动脉硬化、肝硬化等疾病。

一般人均可食用。尤其适合糖尿病、癌症、肾炎、高血脂、高血压、动脉硬化患者，以及贫血者、抵抗力低下者。痛风和其他原因造成的高尿酸血症者、脾胃寒湿气滞或皮肤瘙痒病患者忌食。

烹 饪 指 南

❶如果香菇比较干净，只要用清水冲净即可，这样可以保存香菇的鲜味。
❷在泡发香菇的水中加少许白糖，就能很快地发好香菇，味道更加鲜美。
❸将香菇梗洗净后竖着切开，把它和沙拉酱、酱油放在一起拌匀，然后装在容器中，放入烤箱内加热一会儿，取出晾凉便可以尝到口感爽脆的香菇凉拌菜。香菇梗还可以制作成汤或咸菜食用。

美 味 菜 肴

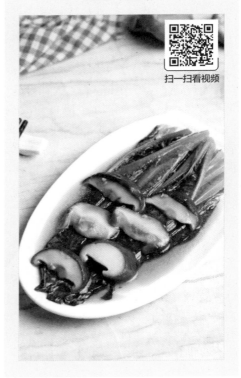

『香菇扒油麦菜』

扫一扫看视频

实 用 小 偏 方

❶鲜香菇30克（干品减半），每日煮食一次，日期不限，可防治胃癌及妇女子宫颈癌等症。若持续服用，可防止各种癌症术后转移。
❷香菇6~10克，水煎服，每日分作三次服下，治小儿麻疹透发不快。

香菇的种类

◎普通香菇
菌盖直径5~12厘米，幼时半球形，后呈扁平至稍扁平，菌肉白色，稍厚或厚，细密，具香味。

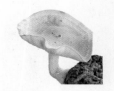

◎大杯香菇
菌盖幼时扁半球形至近扁平，中央下凹，直径5~23厘米，中部色深有小鳞片。菌肉白色。

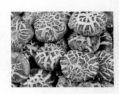

◎花菇
为香菇中的上品。菇质肥厚，鲜嫩，香味浓郁，菌盖完整，有白色带微黄的裂纹。

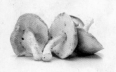

◎香信菇
菌盖薄且均匀，大且平整，色泽近似淡黄色，肉质松软。

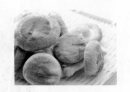

◎香菇SD-1
菌丝浓白，绒毛状。菌盖浅褐色，覆有少量鳞片。

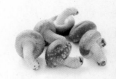

◎香菇SD-2
菌丝浓白，菌盖浅褐色，有少量鳞片，菌柄白色。

香菇选购

❶观外形：主要是看形态和色泽以及有无霉烂、虫蛀现象。香菇一般以体圆齐整，杂质含量少，菌伞肥厚，盖面平滑为好。

❷看颜色：菇面向内微卷曲并有花纹，颜色乌润，菇底白色的为最佳。

香菇储存

❶通风储存法：干香菇放在干燥、阴凉、通风处可以长期保存，鲜香菇建议即买即食。

❷冰箱冷藏法：新鲜香菇直接用保鲜袋装好，放入冰箱冷藏室，可保存一周左右。

香菇清洗

◎干香菇要完全泡发，再加淀粉搓洗。

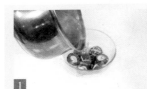

1 将香菇放入大碗中，倒入温水，泡发15~20分钟。

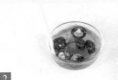

2 用筷子来回不停地搅动清洗。

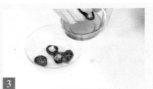

3 将香菇捞出，放进另一个碗里。

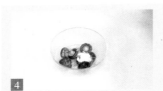

4 加入适量淀粉。

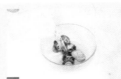

5 倒入适量清水，拌均匀。

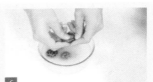

6 用手搓洗香菇，之后用清水清洗，沥干即可。

香菇切法

◎香菇经过刀工处理后，便于烹饪，食用方便，味道更加鲜美。常见的香菇改刀法有打十字刀、切菊花刀、切块、切片、切条、切丁等。

◎切块

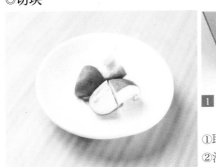

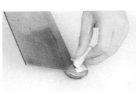

1

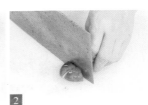

2

①取洗净的香菇，将柄切除，从中间切成两半。
②沿着与刀口垂直的方向再切一刀，即成四块。

185

◎打十字刀

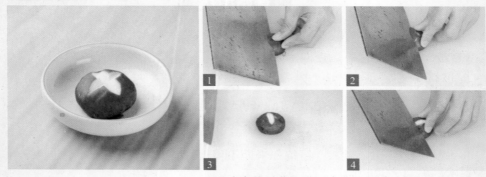

①取洗净的香菇，在顶上斜切一个小口。
②在香菇的另一边再斜切一个相对的小口。
③将切出的小块去除，使其形成规则的槽口。
④将香菇换一个方向斜，重复以上动作。

◎切条

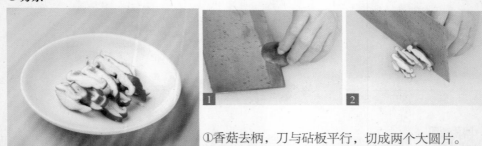

①香菇去柄，刀与砧板平行，切成两个大圆片。
②将两个香菇片叠在一起切条即可。

◎切丁

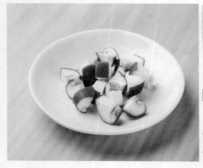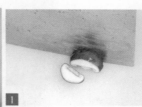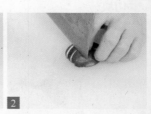

①将整个香菇切成三等份的条状。
②把香菇条切成1厘米见方的小丁状。

◎打菊花刀

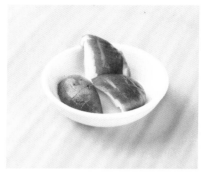

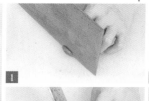

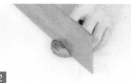

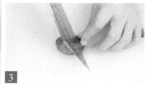

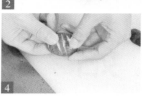

①用刀在香菇面上切一小刀，但不要切断。
②将整个香菇的面上都切出平行的刀口。
③换一个方向，划刀口，与之前的垂直。
④划完后将刀口掰开，呈菊花状，再切成两半。

◎切片

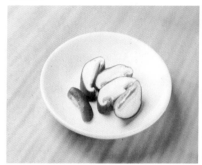

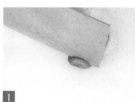

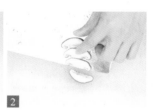

①取洗净的香菇，从1/4处开始切片。
②将整个香菇切成同样的片即可。

◎切斜片

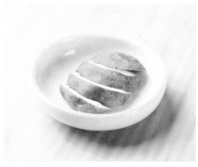

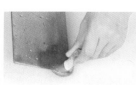

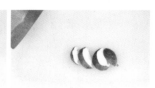

①将洗净的香菇的柄切除。
②将香菇从边上斜切成片即可。

金针菇

Needle mushroom

● 食用量 ●
每次50克

盛产季节											
1月	2月	3月	4月	5月	6月	7月	8月	9月	10月	11月	12月
					6~12月						

『金针菇简介』 金针菇为真菌植物门真菌冬菇的子实体，营养丰富，清香扑鼻。在自然界广为分布。

『营养成分』 含蛋白质，维生素A、维生素C，镁、钾、磷，胡萝卜素、纤维素等。

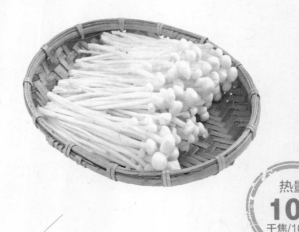

热量
104
千焦/100克

『别名』
金菇、冬菇
朴菇、冻菌

『性味归经』
性凉，味甘滑，
归脾、大肠经

认识金针菇

食材功效

❶金针菇含人体必需的氨基酸成分较全，能提高免疫力。

❷金针菇的锌含量高，能增强智力，促进生长发育，所以有"智力菇"的美誉。

❸金针菇为高钾低钠的食物，可降低胆固醇。

❹金针菇中的有效成分能消除重金属毒素，抑制癌细胞的生长与扩散。

一般人群均可食用，尤其适合气血不足者、营养不良的老人和儿童、癌症患者，以及肝脏病、胃肠道溃疡、心脑血管疾病患者食用。脾胃虚寒者不宜多食。

烹饪指南

❶金针菇宜熟食，不宜生吃，变质的金针菇不要吃。
❷金针菇焯水不宜太久，否则口感不佳。

美味菜肴

『鱼香金针菇』

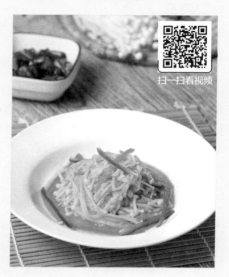

扫一扫看视频

实用小偏方

❶金针菇与鸡蛋一同炒食，可以消炎利尿。
❷金针菇与西红柿同炒食，可以祛斑美白。
❸取适量金针菇切碎，与少量冷开水放入果汁机中，将金针菇打碎成浓稠金针菇汁，将金针菇汁混入饮料饮用。坚持饮用，对长期便秘有效。

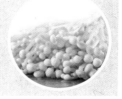

金针菇的种类

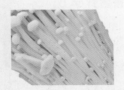

◎三明1号金针菇
30多天即可出菇，70～80天便可完成整个栽培周期。产量高，质量好，菌柄粗细均匀。

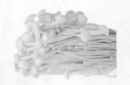

◎浓色品系007金针菇
幼菇菌盖淡黄至黄褐色，菌柄上部色淡，为白色至浅黄色，下部色深，密被褐色短绒毛。

◎白色品系F21金针菇
菌盖内卷，不易开伞。对光线不敏感，即使栽培环境有较强的散射光，子实体仍是通体洁白。

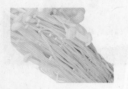

◎杂19金针菇
菇体白至浅黄色，下部黄至浅褐色，菌丝生长温度3℃～30℃，最适宜温度22℃～24℃。

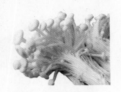

◎FU088金针菇
微生物研究所引进选育，菇体纯白色，不易开伞，菌丝生长温度3℃～30℃，最适宜温度22℃～24℃。

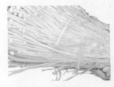

◎苏金6号金针菇
此品种菇体白色至浅黄色至黄色，菌丝最适宜生长温度22℃～24℃，子实体形成温度为3℃～20℃，最适宜温度13℃～15℃，口感脆爽。

金针菇选购

❶观外形：金针菇菌盖中央较边缘稍深，菌柄上浅下深。

❷看颜色：品质良好的金针菇，颜色应该是淡黄至黄褐色，还有一种色泽白嫩的，应该是污白或乳白。

金针菇储存

金针菇用热水烫一下，再放在冷水里泡凉，然后再冷藏，可以保持原有的风味，0℃左右的环境约可储存10天。

猴头菇

Hericium erinaceus

● 食用量 ●
每次20克

盛产季节											
1月	2月	3月	4月	5月	6月	7月	8月	9月	10月	11月	12月
		3~4月，					8~9月				

『别名』
刺猬菌、猴头菌
羊毛菌、猴菇菌

『性味归经』
性平，味甘，
归脾、胃、心经

『猴头菇简介』 猴头菇是中国传统的四大名菜之一，菌伞表面长有毛茸状肉刺，鲜品为白色，被誉为"素中之荤"。

『营养成分』 含蛋白质，粗纤维，维生素E、钾、钠、钙、镁、铁、锌、磷、烟酸等。

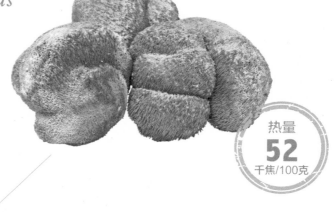

热量
52
千焦/100克

认识猴头菇

食 材 功 效

❶猴头菇含有的多糖、多肽，能抑制癌细胞中遗传物质的合成，还可预防和辅助治疗消化道癌症和其他恶性肿瘤。

❷猴头菇是高蛋白、低脂肪食品，含有多种矿物质，可增进食欲，增强胃黏膜屏障功能。

❸具独特的消化道系统保护、调理和修复功能，可助消化、益肝脾，解饥解渴、消除宿毒等。

一般人群都可食用，心血管疾病、胃肠病患者尤其适合，低免疫力人群、高强度脑力劳动者也可经常食用本品。对菌类食物过敏者需慎用。

烹饪指南

❶食用猴头菇要经过洗涤、涨发、漂洗和烹制4个阶段，直至软烂如豆腐时营养成分才完全析出。

❷使用淘米水洗涤，可以祛除猴头菇的涩味，提高香味，口感更柔软。

❸将洗净的干猴头菇放入凉水锅里煮2小时，然后加少许熟豆油，再用文火煮约2小时即可烹饪。

美味菜肴

『猴头菇冬瓜薏米鸡汤』

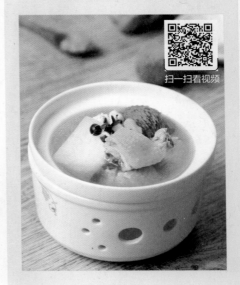

扫一扫看视频

实用小偏方

❶干猴头菇60克，水浸软后切成薄片，水煎服，黄酒为引，日服2次，可治消化不良。

❷干猴头菇7~8克，用清水冲洗数次，再用开水（约500毫升）一次浸泡，分3~5次一天内服完，连服20天，可治肠炎。

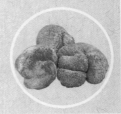

猴头菇的种类

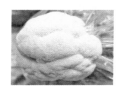

◎珊瑚猴头菇
新鲜时白色、橙黄色。氨基酸的含量最多。

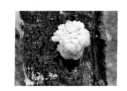

◎分枝猴头菇
子实体花椰菜状，新鲜时白色或淡黄白色。

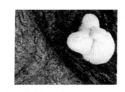

◎羊毛猴头菇
刺似羊毛，故名。

猴头菇选购

买猴头菇时，可根据外形、颜色来判断其品质优劣。

菇型圆整，个头均匀，茸毛齐全，无畸形，无虫蛀，毛刺均匀，颜色金黄色或黄里带白者为优等猴头菇。

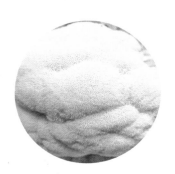

猴头菇储存

买来一时吃不完的猴头菇，可采用以下适合家庭使用的方法进行储存：
可将干品猴头菇放在阴凉通风的地方保存，这样可以保存很久。还可用铁罐、陶瓷缸等可密封的容器装贮猴头菇。

平菇

Pleurotus ostreatus

『平菇简介』 平菇是日常食用菌中最普遍的一种。质地肥厚，嫩滑可口，有类似牡蛎的香味，是百姓餐桌上的佳品。

『营养成分』 含蛋白质，糖，纤维，以及钙、磷、铁、钠、B族维生素、维生素C等。

● 食用量 ●
每次约100克

盛产季节											
1月	2月	3月	4月	5月	6月	7月	8月	9月	10月	11月	12月
				3~8月							

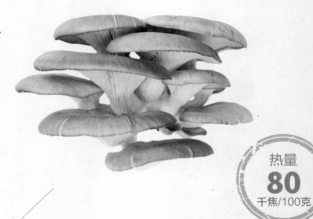

热量
80
千焦/100克

『别名』
侧耳、秀珍菇
蚝菇、蚝菌

『性味归经』
性温，味甘，
归肺、胃、肾经

认识平菇

食材功效

❶平菇中含有抗肿瘤细胞的多糖，可抑制肿瘤细胞。
❷含有多种养分及菌糖、甘露醇糖、激素等，可改善人体新陈代谢、增强体质、调节植物神经功能。

一般人均可食用。体弱者，更年期妇女，肝炎、消化系统疾病、软骨病、心血管疾病患者，以及尿道结石症患者、癌症患者尤其适宜。菌类食用过敏者忌食。

烹 饪 指 南

❶宜炖汤食用，营养流失较少。
❷烹饪平菇时，不宜加过多的调料，以免失去其本身鲜美的味道。

美 味 菜 肴

『酱炒平菇肉丝』

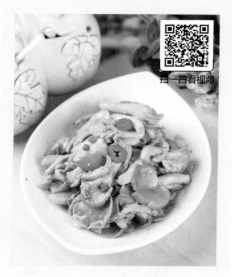

扫一扫看视频

实 用 小 偏 方

❶平菇与鲫鱼炖汤，饮服，可利尿消肿，特别适合孕妇食用。
❷平菇烧豆腐可延缓衰老，改善骨质疏松。

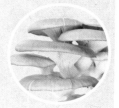

平菇的种类

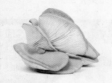

◎肺形侧耳平菇

扁半球形至平展，倒卵形至肾形或近扇形，表面光滑，白色、灰白色至灰黄色，边缘平滑或稍呈波状。

◎黄白侧耳平菇

子实体覆瓦状丛生。初期扁半球形，伸展后基部下凹，扇形，光滑，呈灰白色至近白色。

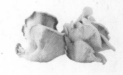

◎桃红侧耳平菇

菌盖初期贝壳形或扇形，边缘内卷后伸展边缘呈波状，菌肉较薄，带粉红色或近似盖色。

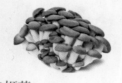

◎姬菇

菇体丛生，菌柄中实，洁白色。菌盖呈灰白色，菌褶白色廷生，肉质较嫩。

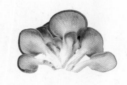

◎凤尾菇

子实体群生至丛生，菇盖表面湿润，小时青灰色，几乎黑色。

◎漏斗状侧耳平菇

菌盖扇形略成漏斗状，菌柄中生或侧生，朵形大，菌盖灰白色至灰褐色。

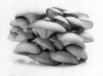

◎糙皮侧耳平菇

子实体中等至大型，白色至灰白色、青灰色，有纤毛，扁半球形，后平展，有后沿。菌肉白色。

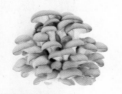

◎佛州侧耳平菇

子实体覆瓦状丛生。菌盖低温时白色，高温时带青蓝色转黄色至白色。菌肉稍薄，白色。

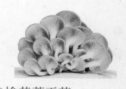

◎榆黄蘑平菇

子实体多丛生或簇生，呈金黄色。菌盖喇叭状，边缘内卷，菌肉白色，菌褶白色，菌柄白色至淡黄色。

平菇选购

❶**观外形**：应选择个体完整无虫蛀、质地脆嫩而肥厚、背面褶皱明显、没有裂开的八成熟的鲜平菇。八成熟的菇，菌伞不是翻张开的，而是边缘向内卷曲。

❷**看颜色**：常见的普通的平菇一般是淡灰色或者白色，应选颜色正常的。

❸**闻气味**：选气味纯正清香、无发酸味道的为好。

平菇储存

❶**通风储存法**：干品放置在干燥阴凉处可长期保存。

❷**冰箱冷藏法**：鲜品可用保鲜膜封好，放置在冰箱冷藏室中，可保存一周左右。

❸**容器储存法**：用铁罐、陶瓷缸等可密封的容器装贮平菇，容器应内衬食品袋。少开容器口，封口时要排出衬袋内的空气。

平菇清洗

◎平菇不宜直接用清水清洗，因为上面很可能有农药残留，正确的方法是用食盐水浸泡之后清洗，也可另加淀粉清洗。

◎食盐清洗法

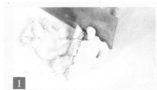

1 将平菇的根部切除。

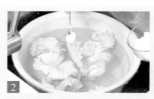

2 将平菇放进盆里，加入清水，再加入适量的食盐，

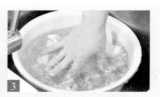

3 搅拌后浸泡5分钟左右。

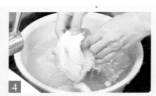

4 取一块软布，沿平菇纹路轻轻擦洗。

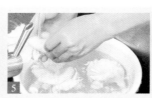

5 用手清理菌柄的泥沙。

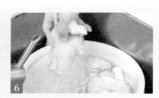

6 冲洗干净即可。

平菇切法

◎平菇改刀后便于烹饪入味、取食，具体切法有切块、条、丁等。

◎切丁

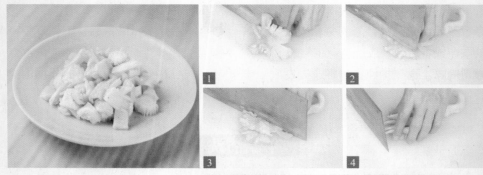

①取洗净的平菇，用刀将菌柄与菌伞切分开。
②将菌伞从边缘开始切条。
③菌菇柄切成均匀的条状。
④将伞条和柄条堆放整齐，切成丁状即可。

◎切块

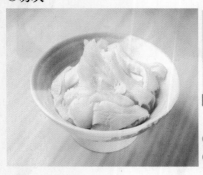

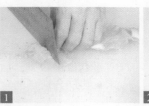
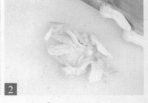

①取平菇，将菌柄与菌伞分离后。
②将菌伞依次切成均匀的小块即可。

白灵菇

Pleurotus nebrodensis

● 食用量 ●
每次约40克

盛产季节											
1月	2月	3月	4月	5月	6月	7月	8月	9月	10月	11月	12月

11月至次年4月

热量
156
千焦/100克

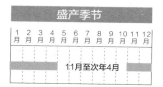

『别名』
阿魏蘑、阿魏菇

『性味归经』
性平，味甘
归胃经

认识白灵菇

食材功效

❶白灵菇富含维生素D，能促进人体对钙的吸收，预防骨质疏松。

❷含有真菌多糖和维生素等生理活性物质及多种矿物质，能增强人体免疫力，调节人体生理平衡。

❸白灵菇能提高人体的非特异性免疫功能。

❹有消积、杀虫、镇咳、消炎和防治妇科肿瘤等功效。

一般人群均可食用，尤适宜患胃病、伤寒、高血压、动脉硬化、儿童佝偻病、软骨病、中老年骨质疏松病等症的人群。

烹 饪 指 南

白灵菇具有口感好、味道鲜的特点，口感滑爽，口感极似鲍鱼，适用于各种烹调方法，如炒、涮（火锅）、煎、炸、炖、煲、扒等任意选择。

美 味 菜 肴

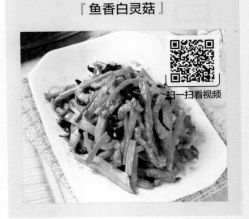

『鱼香白灵菇』

扫一扫看视频

实 用 小 偏 方

❶白灵菇与排骨炖食，可以益气补虚。

❷白灵菇与瘦肉煮粥，有健骨补钙的功效。

❸白灵菇与猪肉、小麦煮成粥食用，有安神补气的功效。

❹白灵菇内服，煎汤，30～60克；或入丸、散。本方有消积、杀虫、镇咳、消炎和防治妇科肿瘤等功效。注意，不宜与酒同食。

白灵菇选购

选购白灵菇时，可根据外形、颜色来判断其品质优劣。

❶观外形：选择菌肉坚实，无畸形，无破损的。

❷看颜色：应选择色泽洁白的白灵菇。菌褶变褐，菇面发黄变褐的不要选。

白灵菇储存

❶通风储存法：冬天放在通风阴凉处保存，可以保存7～10天。

❷冰箱冷藏法：将白灵菇放入保鲜袋、泡沫箱或纸箱内，每箱以5～10千克为宜。放入冰箱冷藏，可贮藏50～60天。